新郭林氣功

抗癌與養生20堂課
融合中西醫與氣功的功法

氣功獅　袁興倫——著

整合西醫、中醫、氣功的理論
與師大、調查局、警政署正式課程

晨星出版

整合醫學處方

身心整合醫學醫師／新竹欣安診所
阮慶定院長

　　從小我就愛看武俠功夫片，極為敬佩那些行俠仗義的英雄，他們身懷絕技，即使單槍匹馬、深入虎穴，也能萬夫莫敵，伸張正義與公道，他們之所以能成為人人崇拜的大英雄，就是因為具有深厚的「功夫」，而如何能成為有功夫的人呢？年少的我認為，就是要勤奮「練功」。

　　近年來個人接觸到頻率能量身心整合治療，發現氣功與能量療法有許多不謀而合之處，機緣巧合經由周琦董事長的引薦，認識了袁大師。個人運用無藥、無痛、無侵入且無副作用之設備，配合袁大師所推薦的病人，做身心整合治療，同時也看到了病人持續的改善和進步，這一切與袁大師所詮釋的氣功內涵是一致的。

　　袁大師認為氣功乃「包含人體、能量、心靈、科學甚至宇宙，可以是很簡單的道理，也可以是很複雜的理論，甚至超出現代科學及醫學所能解釋的範疇，例如經絡與穴道的存在，經科學研究已證實。」這些傳統的理念，如今已真真實實的被運用在醫學的領域中。

　　為何稱其為「袁大師」呢？俗語說：「高手在民間」，袁兄師承郭林氣功，從小跟在父親身邊，耳濡目染，親身教誨，再經由他持之以恆的努力，已淬鍊出爐火純青的真功夫，已累積了深厚的功力及經

驗，造福病友無數，更傳播「氣功養身」的正確觀念利益眾生。

　　如今，袁大師已完成他的第二部大作，我很榮幸能為他作序，希望大家都能從他深入淺出的論述中，獲得豐碩的收穫，讓自己的精、氣、神，愈來愈強健。

從搖滾男孩轉化成氣功獅

　　我自 28 歲開始追隨父親擔任氣功助教，33 歲開始獨當一面教授郭林新氣功，投身於教學已超過 20 年，期間教過的學生千百人。許多朋友初聞我的職業都直呼「看不出來」，也有學員的先生每次見面總忍不住說「你太年輕了」。當然也有很多人問我為什麼叫氣功「獅」？正因為與一般人對氣功師父年紀較大、仙風道骨的刻板印象不同，加上自己是獅子座，因此就索性取諧音，自稱為「氣功獅」。

　　其實我跟大多數人一樣，原本也是個懷疑氣功、不可能練功的小伙子，更遑論相信氣功真能抗癌了！若非這事實與奇蹟地發生在我父親身上，我想至今我仍不會改變。

　　先父袁時和（抗癌後更名袁士峨）是中華民國早期的世界級拳王，他曾代表國家參加世運，奪回鑽石帶，10 年沒有敗場的紀錄至今無人能超越，他在我心目中不但是慈愛的父親，也是無可取代的英雄與偶像。我還有一位睿智、嚴格又慈愛的母親，以及兩位高中時期就組樂團的哥哥，我在耳濡目染之下接觸了狂放不羈的搖滾樂，在讀五專時期因緣際會成為一個搖滾樂團的主唱。

　　18 歲那年，父親被診斷出罹患胃腺癌末期，經台大醫院診斷，無論是否動手術，都只剩下三個月左右的生命，全家陷入一種不知所措

的愁雲慘霧之中，當時我還在讀書，哥哥們先後入伍服兵役。父親毅然決然進行手術，胃、膽全切，大腸、小腸各切除一部分，猶記得手術成功結束後，醫生拿著一大包切除的臟器走出手術室，看得我們腿都軟了。

術後不久，父親為了結束手頭上的生意，不顧我們大力勸阻，拖著病體執意隻身至北京簽署一份合同，我們一家人含淚送他上飛機，叮囑他快去快回，但心中都覺得應該沒辦法再見他最後一面了。

父親到北京後住在叔公家，叔公是北京農業工程大學的教授，當時打電話並不方便，但大約每三天便會接到一通報平安的電話，某天電話中父親提到叔公要帶他去與氣功師父見面。從小我們就在外婆家長大，家裡開的是婦產科診所，接觸到的都是西醫西藥，對氣功根本嗤之以鼻，但父親既然覺得有興趣便由他去！父親將回程機票延後了兩週，專心地在北京修習郭林新氣功。令人不安的日子一天天過去，父親來電說過兩天便要回台北了，我們搶著電話與他說話，講完一輪後掛下電話，都很驚訝父親的語氣愉悅，聲音聽起來也紮實有精神，依照他的個性，我們猜測他必然是強打精神怕我們擔心，否則這種轉變也太不科學了！

兩天後爸爸充滿活力地回來了！這是何等驚喜的畫面？半個月前才攙扶著他上飛機……，我們私下議論著想……這是不是所謂的「迴光返照」？結果父親竟然直奔冰箱，東翻西找地想吃東西，說是好幾天沒有好好吃頓飯了，媽媽馬上下廚熱了一些飯菜讓他飽餐一頓，然後聽他娓娓道來這些日子的「所謂奇遇」，大家聽了無不嘖嘖稱奇，這就是我們初次接觸到氣功的一段故事。

從大師的小跟班到獨樹一格的氣功獅

1985 年我們家住在國父紀念館對面，父親每天早晨必去操練功法，從緩步行走到健步如飛，甚至恢復到能夠跑外圍五圈。每當他練功時總會吸引幾十人跟著他一齊比劃，父親也不吝嗇地一一教導大家，結果人數越來越多，因而引起館方軍警人員提醒，這恐怕有違反集會遊行法之虞，應該申請人民團體才可聚眾練習，於是促成了「中華袁氏郭林新氣功推展協會」的誕生。

由於當時信義區正在開發建設，空氣不好，周邊又吵雜，因此我們舉家遷移到汐止山上，房子大、空氣好，環境又寧靜。當時我剛服完兵役，父親繼續練功並經營協會，協助各分會成立據點，服務更多需要練功的人。哥哥們則發行了專輯 CD，忙著表演宣傳活動，我們也跟幾位同好一起經營一間有現場樂團的酒吧，所謂「人不輕狂枉少年，每天喝酒到明天」，常常熬夜，生活作息也不正常，但是因為正值年輕，也不覺得對身體有什麼不好。這樣的生活持續了幾年後，一場火警結束了這間酒吧，我轉換投入各種類型的工作，包括餐飲、房仲等，上班之餘也幫父親處理一些瑣碎雜務。

氣功協會成立後，父親抗癌成功的消息不逕而走，許多媒體紛紛前來採訪報導，包括中天電視的「尋找隱世醫術」、許效舜主持「在台灣的故事」、「華視新聞雜誌」等電視與新聞專題，當然也不乏各大報章雜誌的報導，因此登門求助的學員突然暴增。那時家裡每天一早就湧入幾十個學員，母親從早餐張羅到午餐，讓大家專心一意勤練功，這段時間我親眼見證一個個病懨懨的學員，從鬼門關一步步走了回來。父親的康復也許是意志力或奇蹟，但當奇蹟一再發生，就不再

只是奇蹟，必然有其道理存在。

　　父親考量自己無法兼顧大量學員，又不可偏廢練功的時間，希望我能在身邊幫他；雖然當時我還年輕，又自覺身體健康，但因為好奇心，便決定離開職場正式追隨父親，一起四處教功幫助更多人找回健康，成為一個小跟班、小助教，期間父親也應聘在師範大學開了正式課程，成為第一位將氣功帶入大學殿堂的氣功教授，也到調查局、警政署等公家機關教學，為氣功開啟了一個新的紀元。

　　2000 年夏天，應多位學員要求，父親與我帶著十幾位學員上拉拉山集訓，由於山林間環境清幽寧靜，可暫時將煩惱拋諸腦後，練功成效良好，學員一批又一批輪番上山習功，原本預計兩周便要下山，卻一直延宕，轉眼從夏天到冬天。我與父親為了顧及台北的課程不斷開車往返（單趟約 3 小時車程），父親終因不堪忙碌與舟車勞頓，加上冬天寒冷而感冒、肺炎併發肺積水，於 2001 年初農曆年前辭世，享年66 歲，父親臨終前不忘叮囑我，必須延續貫徹氣功推廣及助人救人的職志。

　　2002 年夏天，我跟隨父親當年的足跡，到北京拜師，找曾教導父親的師父——北京郭林新氣功研究會的桑魁寅桑老師，並接受為期一個月的全中國郭林新氣功師資班統一功法研習集訓，將所學功法深化與再次修正，並全盤地做了一個整理及融會貫通，進一步學習如何辯症施功，精準地針對不同學員、不同病症去編排功法。由於被郭林老師當年不遺餘力的服務精神深深感召，在考核後正式取得輔導員的官方認證，更堅定了氣功助人的信念。

　　結訓後約莫 5、6 年的時間，與晨星出版社合作出版了第一本著作《圖解郭林抗癌新氣功》，內容主要透過連續動作圖像加上解說，

讓讀者能夠循序漸進地掌握功法。雖然已盡心將所有功法的細節儘量清楚地呈現，但畢竟文字與圖片難以將動態與感覺深刻描寫，還是有不少讀者直接打電話來詢問功法，或一些相關細節，我也樂於為他們一一解答，這讓我感覺到書沒有白寫，真的能幫助到更多的人，是我相當樂見也是出版此書的初衷。

數年後偶然的機會，接觸到了臼井靈氣（Usui Reiki）、擴大療癒法等不同的徒手能量療癒法，發現這些療法的部分學理，跟我練功多年的體會與感受，存在著許多共通點。經導師顏女士的點化與教導、實作後，我取得聯合國認證機構 IHNMA 認證相關證書，將東、西方的能量概念相互激盪，在不改變郭林氣功原有功法及理論條件下，讓氣功的教學與在應用上更易學易懂，也更寬更廣。

這些經歷讓我想再寫一本書，更完善地分享多年所學與教課經驗，怎麼學、怎麼練才能事半功倍，才不會練了半天不知道這每個動作所謂的感受與效果到底該是什麼，只要抓得到重點，練起功來自然好！

我教授郭林新氣功的本心

偶有新聞報導民眾誤信偏方或所謂氣功、民俗療法、宗教等，而延誤治療導致喪命的不幸消息；加上政府對民俗、輔助療法一直未有檢驗與稽核的標準，因此常導致民眾不知該如何選擇適切的輔助療法，甚至有許多人耳聞就視之為無稽之談，也實在非常可惜。

常有學員會問我，要不要做化療，或是可不可做其他治療、生機飲食……等，然而我並非醫療人員，往往只能回覆，站在氣功教學的立場，唯一要求就是學員必須勤練功，其他療法、飲食法、宗教寄託

……等，希望家屬不要給患者過多壓力與規範，以能讓自己放心、愉快為原則。在此也提供大家個人的觀察建議，不要單方面聽信那些標榜只要靠什麼秘方必可藥到病除，或放棄其他治療的鼓吹，以免造成無可挽回的憾事。

我深信郭林新氣功的功效，不只是因為父親的親身經歷，更因為深入了解後，郭林新氣功確實結合西醫、中醫、氣功理論，只要自己願意付出努力練功，依照經驗都可以看到成效，而且在日本、香港等都是正式醫療機構採用的輔助治療法。至於郭林新氣功的起源以及理論基礎，在前一本著作《圖解郭林抗癌新氣功》已有詳細論述，於本書就不再多作著墨。

我們每個人都有自己的信仰，信仰不見得是宗教，凡是內心所堅信的理念即為信仰，相信科學可以學氣功，相信醫學可以學氣功，相信任何神、佛的人學功也都沒問題，但是練功不靠外力，最終還是要相信自己的努力才會有收穫。雖然古氣功多來自於不同宗教（如佛家氣功、道家氣功），而郭林氣功創始人郭林老師也是由道士外祖父一手帶大，但氣功本身的運作原理與宗教本身卻是毫無關聯，唯一同理的是希望練功的大眾不忘修心養生，以個人信念驅動自己不要懈怠，**我們知道身、心、靈有著密不可分的層層關聯，沒有平靜的心靈就難有健康的身體，所以練功的同時，我們也要注重自身心性的修煉，這無關宗教但關乎自我的內心。**

那麼接下來，我們要探討一下氣功有無排他性的問題，有些門派的氣功會要求習功者不得再拜入其他門下，不可以學習他派的氣功，這種門派之見也許在古代很常見，一來是會背上欺師滅祖的大罪，二來可能會因各門派導引方式不同，而產生歧見，所以乾脆規定從一而

終，井水不犯河水，也避免因為導引不同，混功亂練之下走火入魔而產生不可預期的狀況。其實我一直告訴學員們，最好是把一種功練好練熟，讓它發揮最大的效能才不會白費，有多餘的時間不妨將功練深，假如練深練熟了，想再去練其他門派功法也很好，但正因為各家功法導引也許不同，所以練完郭林新氣功後，必須先收功後半小時以上再開始，功法上才不會有導引相衝突的問題產生。

有不少學員找我學功練功，都是因為身體出了問題，輕則腰酸背痛、精神不繼，嚴重的也有癌末患者，猶豫是否要接受高劑量化、放療，或甚至被醫院放棄治療等，在這些狀況之下常常會擔心，練功會不會影響治療？

其實**西醫的領域和氣功截然不同，中醫原理跟氣功較為接近，氣功只能稱為輔助療法，幫助恢復治療時的自癒能力，也能降低不適感，或提昇治療效能**，雖說光靠練功抗癌成功的案例也不少，先父就是一個很好的例子，但是能像他那樣為了延續生命而全心投入，努力不懈的人，真的少之又少，所以正規的診斷與療程還是有其必要性。

因此**本書特別加入西醫、中醫、營養師與其他輔助療法的意見，特此感謝專家們一同讓本書內容更豐富完整，也更宏觀。**

最後，致贈此書的讀者們一個錦囊妙計，閱書中、練功時、或遇到任何難解的問題，都可掃描 QR Code 加入氣功獅 Line@，隨時提問，希望能藉由此書與你的健康生活作最大的連結。

氣功獅 Line@

目錄
Contents

第一課　基礎教育 19

第二課　氣功五大導引法的應用 31

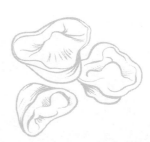

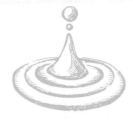

第一課

基礎教育

郭林老師曾經講過一句很有意思的話：「我們練功前，要先做好預備功的預備功」，意思是説，在實際操練功法之前，就應該從生活中學習去調整自己的作息、控管自我情緒，避免受到情緒的干擾，安心、專心地練功，才能事半功倍。

這堂課我們先談談課前要做好的心理準備及工具準備，可以幫助大家更快速進入練功狀態，並且掌握成功的法門。

氣功與能量的整體概論

接觸氣功之初，只知道依樣畫葫蘆，學會了什麼就練什麼，對於什麼是氣功並沒有太多體會，氣功對我而言只是從小到大，常在武俠小說、武打片以及傳統技藝魔術中表演的一個項目、一個名詞，它代表的是一個虛幻的、不真實存在的一個「東西」，甚至很淺薄地理解「氣」就是呼吸新鮮的空氣，藉此來達到強身健體的功能。

但隨著日積月累，練功的日子長了，開始接觸到更多來自不同領域的能量療癒法，也接觸到各類相關的科學知識，才稍稍開了眼界，體會到「氣功」這一門學問並不簡單，它包含了人體、能量、心靈、科學甚至宇宙，可以是很簡單的道理，也可以是很複雜的理論，甚至超出現代科學及醫學所能解釋的範疇，例如經絡與穴道的存在，也是近年來才被科學研究證實其實體的存在。

人類必是先有傷、病，後有醫學，而最初的基本傷病在沒有醫藥的狀況下，人跟所有生物一樣，必須靠自癒或療癒，無論是自癒力或療癒，都需要能量（也就是生物電），當這個能量在體內流動，能有感受卻看不見、摸不著，當時的人對電也沒有概念，所以就將其感受**解釋為氣的流動**，也就有了氣功、氣感等詞彙的衍生。

氣功的起源非常早，比較明確是自道家開始，神醫華佗的五禽戲，更是現在許多氣功門派引用並加以變化的基礎，郭林新氣功亦然。

現代人因為生活壓力大，加上大量使用電腦、手機等 3C 產品，飲食問題、缺乏運動，身體越來越失去平衡、造成經脈堵塞、氣血兩滯，自然容易產生各種健康問題。其實**只要能讓身心逐漸恢復鬆、靜、自然，許多身體狀況就可以迎刃而解**，這也是氣功最初與最終的目標。

練氣功一開始是練動作的「形」，我常跟學員說，**當動作練到正確之後，更重要的是把動作練「鬆」，才能讓能量自然順暢的流動**，最好是能達到「得意忘形」的境界，就像武俠小說中所說的「無招勝有招」，那就真正無敵了。

練郭林新氣功成敗關鍵

我教郭林新氣功多年，也曾陪伴過無數學員走過抗癌之路，不敢誇大地說郭林新氣功練了以後百毒不侵，但光就我看過的及親自教導過的學員而言，確實對大部分的癌症個案都有明確的感受與幫助，無論是放、化療中或罹癌初、中期甚至也有第三期與癌症末期的，都能在練功一段日子後開始感受到身體的變化，逐漸改善整體狀況。

不可諱言，相較許多門派的氣功，郭林新氣功的細節較多，不算是簡單易學的功法，但依據我多年的教學經驗，最困難的並非功法本身，而是「練功」。我常跟學員說，功法教不會是老師的問題，但學而不練，就算是神仙老師也幫不上忙，這就像將救命仙丹握在手上卻不去吃它一樣可惜！

練功有成並非偶然，要建立「三心」才能大大提升成功機率，因為身體的困擾只是表象，往往還反映出內在的心靈與情緒的狀態。所以要改善身體狀況，「心」是一個極大的關鍵，因此郭林老師說，練功首先必須先建立三心：

一是「**信心**」：要了解氣功的作用原理，相信郭林新氣功是符合科學、醫學與病理學的一門技術，並非神鬼玄學，也與宗教無關。

我的學員中有很多都是在西醫的治療之外，也另外尋求中醫調整體質，再搭配氣功作為輔助療法，而且都是家人做足了功課、考量周全後的選擇，保持正能量，相信自己會越來越健康。至於醫學上許多檢查的指數，可作為了解自己狀態的參考，即使數值一時不是很理想，也切莫因此失去信心與信念，自己要仔細感受身體的狀態，保持精神活力、情緒平和快樂，遠比冷冰冰的數字更重要。

曾經有一位肝癌學員，在兒子安排報名下前來上課，一開始興趣缺缺，每週上課都可發現他日常很少練功，即使教新進度亦效果不彰。然而在一次參與協會的會員大會，觀摩其他學員的分享後信心大增，之後上課彷彿變了個人般認真，每日勤練功，整個人精神氣色日漸飽滿，甚至連頭髮也看似變多變黑，讓他太太與兒子都嘖嘖稱奇。

二是「決心」：練功貴在專注專一，但是各門各派導引方式略有不同，一套完整的功法自有其完整的導引，雖然郭林新氣功本身並不排斥其他門派的功法，但我還是強烈建議學習一門功法就請專心地把它練好練深，也好過什麼都練點皮毛，反而對自己幫助不大。

學員常有各種請假的狀況，工作太忙、天氣太熱、天氣太冷、下雨天、覺得身體不舒服，也有家人心疼病患太辛苦……等。這些原因都很常見，聽起來也很合理，但試想，生病是身體發出的警訊，表示你應該改變現有的心態與生活型態，我們傷害了身體幾十年，若想在數月到數年間恢復身心健康，是否應該付出更多的決心與努力？如果不先將身體調理好，又如何能更長遠地工作、陪伴家人？

倘若有兩名身體狀況相似、學習力相仿的學員同時來學氣功，學員甲時常請假，又未能每天練習功法；學員乙無論晴天雨天，依照老

師安排的功法勤練功，你認為哪一位恢復健康的機會比較高？答案顯而易見，而你是學員甲？還是學員乙呢？

在我成功的學員案例中，曾有一位罹患肺癌的中醫師，即使下雨天也穿雨衣雨鞋堅持練功，他的媽媽曾偷偷說她看了好心疼！但事實證明，一段時間集中精神勤練功，確實幫助他在最短的時間恢復健康，將自己調整好之後，也順利重回工作崗位，我後來也常接到他告知健康檢查的好消息，並在電話中請教功法，令人甚感欣慰。

三是「恆心」：功是需要靠時間累積的，每天每天地累積能量，久而久之才能讓自己處在一個高能量的狀態，絕不是短時間內就能有即時的效果，所以練功需要有恆心，千萬不可一曝十寒！

說起郭林新氣功中最具代表性的功法，就屬自然行功。但自然行功的操練，對一般健康養生者一次走完是兩段四十分鐘，重症或抗癌者則是三段各十五分鐘，只是常有學員因為沒有時間或耐心，討價還價地練了半個小時就急忙收功。其實練功就像燒開水，需要加熱四十分鐘才能沸騰的一壺水，只燒了半個小時的結果，冷卻後它仍然不是一壺開水，而且還白白地浪費了三十分鐘的功夫，也沒有達到理想的效果，實在可惜。

下頁上圖表主要在表現練功階段的能量變化，搶救期因為本身能量較低，只要勤練功，在搶救期可以最快速累積提升能量；從鞏固期到恢復期，能量提升速度趨緩；而恢復期到保養期，只要持續練功就能維持能量狀態。

若一開始就沒有充分練功，便無法持續累積能量；常常有些學員一開始練功後，感到身體、精神變好了，就馬上急著重回職場，或是

因為其他因素而懈怠練習，或是只挑自己喜歡的功法練，導致能量又快速下降，不可不慎！（如下圖表）

練功階段的能量變化

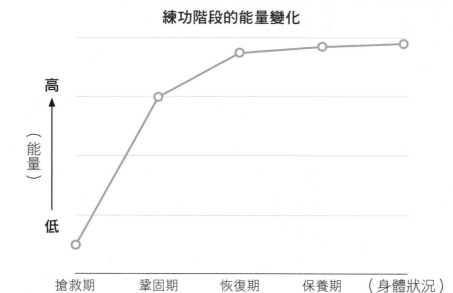

練功未持續的能量變化

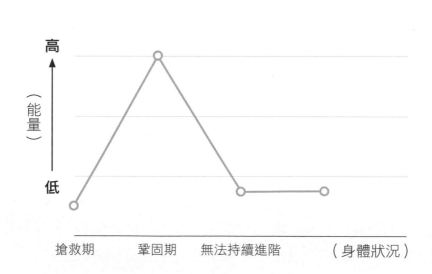

郭林新氣功
抗癌與養生的 20 堂課，融合中西醫與氣功的功法

課前準備

我們知道「工欲善其事，必先利其器」，練功前也應該做好練功的準備，除了身心放鬆之外，服裝也未必要穿著功夫裝、功夫鞋，只要能掌握舒適、透氣的原則就可以，但該從何準備，我先簡單說明一下。

服裝：選擇練功服裝的標準，夏天力求輕鬆、透氣，冬季首重溫暖舒適，質料不要太硬，也不要給身體束縛感，尤其以棉、麻等天然材質為佳。有人喜歡穿中國風元素，更有練功的感覺；有人則喜歡穿著時髦的運動風服裝，只要自在，沒什麼不可以。

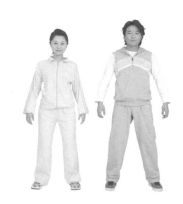

鞋子：練郭林新氣功的鞋子，講究鞋底薄而平軟，以利於穴道（通常是湧泉穴）在地面的踩壓，建議不要穿著有緩衝功能的氣墊鞋或運動鞋，以免將踩壓湧泉穴的力道吸收掉，使練功的成效大打折扣。基本款黑色功夫鞋是最經濟實惠，好穿又舒適；如果喜歡時尚一點的造型，現在市面上各大運動品牌也有出薄底的鞋款，試穿時要選擇腳趾處較軟，便於將腳趾翹起，或是流行的布面便鞋，也很適合。

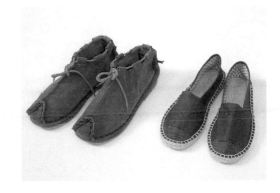

指南針：郭林新氣功的特別之處就在融合五行辨證施治，因此練功前必需先找到適合自己的方位。在日常習慣練功的地方，只要確定方位，就不需要再帶指南針了，但我建議大家可以將練功結合日常生活的散步、爬山，或是去遊山玩水時，也可以在好山、好水、好心情的狀態中把功法自然帶入，因此不妨隨身攜帶指南針，或是透過手機指南針功能，也可以輕易找到自己的方位！

計時器：每個功法都有最少應練習的次數或時間的長度，若不希望分心去注意時間或看手錶，可以使用手機的計時功能，或帶一個計時器，讓練功更專注。雖然我並不建議練功時帶手機，但若能克制不因手機而分心，現在有些 APP 可設定時間，還可選擇蟲鳴鳥叫、潺潺流水等不同冥想音樂，也不失為好用的輔助工具（APP 可搜尋「meditation」）。

毛巾：無論四季，凡練功時都可帶一條毛巾，長時間練功可擦汗；休息時可鋪於石頭、椅凳上，保護會陰不被寒氣侵襲；天氣冷也可以充當圍巾。

另外要特別說明：**練功中「不可喝水」，直到練功結束 45 分鐘後才能飲水**，若期間覺得口乾，可含一口水漱口後吐掉。因此需不需要帶水壺，視個人需求判斷即可。

師生對話 Q & A

　　以上差不多準備好，就可以進入正式學習功法的階段了，但還有一些較常會遇到的問題，我整理如下，大家可參考看看。

Q1：老人家記性不好、本身不擅長運動，有辦法學這套氣功嗎？

　A：氣功學習主要在於體會、理解與感受，需要不懈怠的練習，不用太多的腦力與記憶，除非失智症、帕金森氏症等記憶受損狀態，不然都能透過學與練達到效果！我一向堅持小班制與一對一教學，就是希望能讓每位學員確實學習功法，畢竟將功法教會、修正學員動作的正確性，是老師的責任，學員只要負責放鬆心情、勤練功，一定能學會。

Q2：一天要練多久才行？如何安排功法與時間？

　A：按照經驗估算，五大主功整套練完的時間大約是三個小時多一點，但一般以養生為目的的人，很難每天花三小時練功，所以建議把練功融入生活中，有空就練，慢慢地累積下來也會看到成效的。但若是針對身體病灶密集式練功者，功法安排最好由緩入急，再由急漸緩，才是一個好的運作方式，可以將所要練的功法分 2 ～ 3 個時段練習，達到整套功法的完整與平衡。

Q3：病患目前體力不好，是否可以等體力較好再開始練功？

　A：假如病患在治療期間臥病在床，自然是無法操作各類功法，但也可以靜態的方式，以吐納的訓練調整自己的能量與身心；但

若是體弱或處於氣虛的狀態，有時候適度的練功不但不會消耗能量，反而比單純休息能更快產生能量累積！所以如果能打起精神外出練功，反而有幫助且能更快克服不適，情緒心情也會比較開朗。

Q4：要練多久才可以看到效果？會有什麼改善的感覺？

A：一般狀況，每天都練功 1～2 小時以上的人，1～2 週可以感受到睡眠品質與食慾有所改善，然後整體精氣神也會有所提昇，免疫力增強，對於病痛的復原速度也會明顯提昇，這些都是透過練功可以達到的。但練功是提升自身能場的方法，至於感受與效果兩者並非等同，要視個人能量的狀態、練功狀態與多寡，而有所不同。

Q5：練氣功，飲食需要搭配什麼改變嗎？

A：練功者飲食原則與一般人無異，以營養均衡為首要條件，倘若是患者仍以遵守醫生叮嚀為重，避免重鹹、重辣、過油造成身體負擔，若因過於清淡造成食慾不振，也不是件好事，還是應該以好吃、營養、低負擔為主。尤其病患需要充足的營養，保持體重也是重要指標，建議家屬切莫因關心而過度限制患者的飲食，以免造成反效果。

Q6：可以在室內練功嗎？天氣冷、下雨該怎麼辦？

A：練功還是建議以戶外為主，在自然環境中可以採天氣、接地氣，讓功法產生最高效能，即使冰天雪地，只要做好保暖工作，仍

有不少人在練功。倘若真的無適合的環境及天候，也有適合在室內練習的功法，但成效只怕較戶外來的差些，恐怕也容易因家人、電話、環境而分心。

Q7：化療期間可以練功嗎？

A：當然可以，化療時會有體力不好、睡眠品質與食慾不良等副作用，透過練功的方式都能得到大幅改善，若一味地躺在床上休養，只能被動式等待自己的身體自癒能力與新陳代謝慢慢進行修復；練功能主動增強自癒能力促進新陳代謝，跟一般運動不同的是，練功不會大量消耗體力，讓人體在持續且緩和的狀況下給身體有效率地補充能量，通常持續練功一週即可明顯感覺吃得下、睡得著，不舒服的時間也會越來越短，這些都是化療期間練功者的共同經驗。

Q8：已經有練過其他氣功，還可以再練郭林新氣功嗎？會不會產生相剋，或其他不好的影響？

A：一套完整的氣功，有如一個完整的運動流程，包含有預備功及收功，分別安排在功法前後，使整個能量場開啟與收合，如果紮實地練完整了，理當不會有與其他功法或運動產生牴觸的情形，假使多種功法沒頭沒尾地混練亂練，則難保不會有因為導引不同而使能量紊亂的情況發生。

第二課

氣功五大導引法 的應用

「導引」就像氣在體內行走的交通標誌,引導能量在體內行走
的路徑與秩序;一旦出錯,將造成阻塞與混亂。

氣功五大導引法

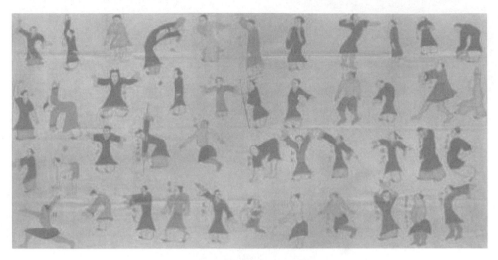

《導引圖》復原圖

　　古時候「導引」就是氣功的一種指稱，馬王堆漢墓出土的文物中就有「導引圖」，繪有 40 多種導引姿勢，可見藉由動作、吐納、意念來促進健康，在當時已是一種普遍的養生之術。

　　功要練得好，了解導引很重要。沒有導引的動作稱之為體操運動，目的在活動筋骨鍛鍊筋骨皮。引氣功常用的一句話：「外練筋骨皮、內練精氣神」，說的就是**除了鍛鍊有形的血肉之軀外，透過氣功也能增強驅動主宰我們身體看不見的能量。然而累積能量、增強能量是一回事，要如何去帶領及運用這些能量，是需要訓練的。**

　　無論哪一個門派的氣功，都離不開導引法，根據引導能量的方式可歸納為「吐納」、「勢子」、「意念」、「聲波」、「按摩」等五大導引。了解導引法對練功者有很大的幫助，當我們做一個動作、一個呼吸或是發出一個聲音，按按肩膀甚至捶捶背，都離不開這五大導引。

以**郭林新氣功**來說，一旦做完預備功進入氣功狀態之後，舉手投足都是氣的導引，正確的導引可使氣血流注、經絡暢通；而錯誤的導引，輕者氣血翻騰或頭暈眼花（類似暈車的感覺），重則逆血攻心甚至走火入魔。看到這裡也不用太擔心，通常出偏、走火的狀況並不多，只要慎選正派、功法完整度高的氣功，並遵循老師的指導，不要隨意將不同門派的功法混著練，大都不會有狀況。

各氣功門派會運用到的導引法各有不同，這一課我們就郭林新氣功的導引法做個解說，大家後續練功時也可以特別注意自己用了哪些導引法。

吐納導引：「**吐納**」說白一點就是**呼吸**，氣功的練習非常重視吐納法，人可以半天不吃飯、不喝水，不會有立即的危險，但呼吸卻是無時無刻都在進行，所以含氧的空氣是維持生理運作不可或缺的。而氣功練習除了一般正常的呼吸法外，也講究吸氣的量與深度、速度，甚至氣從哪邊排出（鼻呼或口吐）都各有不同的功能。例如「腹式呼吸法」除了氣功，瑜伽也常會用到，而郭林新氣功最特別的「風呼吸法」都是重要的吐納導引。仔細探究，「呼吸」就是一門博大精深的學問！如何有意識地運用呼吸、吐納，也是必須學習的。針對各種呼吸法的練習，後面將會有更詳細的介紹。

勢子導引：即我們所學習的各種招式動作，每個姿勢都有其導引的存在，**利用肢體的姿勢變化來形成的導引方式，就是「勢子導引」，也稱之為「姿勢導引」**。有些單純的姿勢導引僅利用肢體的動作，伸展活動經絡，或緊、或鬆；然而較廣泛的勢子導引，是以勢子帶動意念，

或配合吐納及其他導引，同時進行，來達到導引的目的。

意念導引：即「以意領氣，意到氣至」。利用思想的方式直接觀想導氣，是最基本，也最不容易做到的。除了要自己對氣的運行脈絡有一定的概念與感受度外，意念的專注與單純，也是需要透過一定的訓練才能達到。

意念導引可分為「體內導引」與「物外導引」，意念本身是無形的，體內導引是以觀想經絡的方式，使能量循著經絡運行，如果不慎或對經脈不了解胡亂導氣，會有一定的風險，所以郭林新氣功多主張物外導引，也就是集中意念去觀想能讓自己放鬆或愉悅的物品或詞彙，以放鬆心情練功，來達到最佳的效能，便不易出偏。

聲波導引：人體五臟的運作皆有其頻率存在，聲波導引的運用，就如同音頻、音樂療法，利用這個原理來調整生理的諧波與五臟的頻率。中國在數千年前就發現「五音」－宮、商、角、徵、羽，與「五臟」－肝、心、脾、肺、腎，兩者息息相關，也懂得利用五音來養生。而郭林新氣功的聲波導引代表作就是「吐音功」，利用丹田發氣，喉頭發音，來達到調整五臟的功能，是很重要的高階功法及導引方式，需累積一定的功底才能作的練習。

按摩及綜合導引：循經按摩、穴位按摩以及坊間各式各樣的按摩，都是一種「按摩導引」。如果手法正確得宜，不但能夠活絡氣血，也能立即達到通體舒暢或舒緩疼痛的效果，是藉由外力來疏通穴道經絡的方式；但若未能持續調整，很容易就又恢復原本的壓力與錯誤姿勢，

因此很快就會失去效用。

在練功的過程中，常常會利用身體的重心移動按壓腳底穴道，這也是一種按摩導引的方式，再配合吐納、意念、或其他導引方式，同時進行，這種混和的方式即為「綜合導引」。

所有功法觸及的導引方式與解析

在操練功法的同時，如果能夠深入了解每個功法中所包含的導引方式及其意涵，對功理做深入的學習，不囫圇吞棗、依樣畫葫蘆只學動作與虛招，只要腳踏實地練習，便能快速領悟每個功法的精髓。**比起強記硬背，遠不如理解體會來得有效快速**，練功雖然沒有速成，但學習找對方法，可以在過程中找到正確的捷徑，減少錯誤碰壁的情形，能大幅縮短撞牆期。

郭林新氣功在導引法的運用非常全面，以下我們就五大主功相關的導引方式做簡要說明，讀者只須先初步認識即可。

下表所列為主要功法所觸及導引方式及大略重點，空白格表示該功法不強調該項導引，練功時可依照此表掌握練習方針，但每一項導引法在實際操練時所觸及的面向會更為廣泛，也遠超過簡表所能記載，在後續功法教學上會再做更詳細說明，俾使大家能掌握每一項功法的正確性與功效。

	吐納導引	勢子導引	意念導引	聲波導引	按摩導引
預備功及收功	中丹田三個氣呼吸鼻吸口吐	三開合	鬆靜站立三開合		
自然行功	風呼吸法	手摸腳翹	選題或顏色		腳踩湧泉
中快功	風呼吸法	剛柔並濟	專注放鬆		足跟與湧泉
特快功	一吸一呼	快步行功	選題或顏色		腳踩湧泉
一二三步點	調整補瀉	全功皆有	放鬆數息		踏步與點步
升降開合		全功皆有	專注在手		腳與重心
吐音功	一吸氣吐一音	手貼腎俞		五臟五音	

走火入魔的傳說解析

　　武俠小說中常提到武林中人「走火入魔」，往往因為混合練了各派武功或殘缺不全的武功秘笈，也有練功心念不正者，從此墮入魔道，這些說法有根據嗎？練功真有可能走火入魔嗎？

　　起初我也懷疑這些名詞是否為了增加小說的故事性而憑空捏造出來，真實的氣功真能產生這樣的後果嗎？直到我在氣功界裡待了好些年頭，接觸的人也多了，還真的見識過「走火」跟「入魔」的案例，其實不需想得過於怪力亂神，就從氣功的理論來看這個問題。

　　首先我們要了解氣功，是藉由持續而緩和的運動，在產生與消耗能量中取一個平衡數值，以最佳的產能配合最低的耗能，來累積生物能量、增強身體各部位的效能。能量在體內循著經絡運行，就像車輛在馬路上行駛一樣。而氣功則是利用五大導引法將能量依循不同方式導引到各個不同部位；所以當一位練功者練到能夠導引的程度，卻不依循規則，反而將功法隨意混合拼湊起來練，就有可能造成北上車子逆向行駛於南下車道，不但難以到達目的地，更可能產生無法挽回的後果。

　　「走火」與「入魔」是兩種不同狀態，當能量脫離正常路徑，導致經絡、能量不順，就是走火；而這些能量在體內亂竄，不幸擾亂了腦波，產生幻覺、幻聽，或可能看到正常狀態下看不見的東西或妖魔鬼怪，即為入魔。

　　那麼小說中練了半本不全的武功秘笈走火入魔的那些大俠們又是

怎麼一回事呢？我們知道一套完整的功法，必須有一套完整的導引，氣能帶得出來也能夠帶得回去，假若導引不完整，氣不歸丹田，而讓內氣在體內四處遊走，總也有機會出問題的。

先父在世時，曾經有一位打坐走火的太太前來拜訪，她是一位平凡的家庭主婦，不曾學過武術，卻能在無意識狀態下使出一套拳法與曾是拳王的父親打得平分秋色，而清醒之後對於方才的行為卻無法解釋。也曾有一位大學生，半夜睡不著覺在房間練功，卻沒有將功法導引做完整，導致氣血翻騰了好一段日子，據事後他形容自己的狀況「好像半瓶被搖晃過的礦泉水一樣」，整天站也站不定，坐也坐不穩，思緒也亂糟糟的。

雖然在我的氣功生涯中，這樣的案例少之又少，但練功是為了身心健康，這些狀況是可以避免的，還是不要讓它有機會發生吧！在資訊發達的網路時代，可以很輕易的在網路上找到氣功教學的影片，當然也不乏看書自學的讀者，但秉持氣功獅的專業與責任，必須提醒大家最好還是先經過老師的指導與建議，以減少練錯功的風險。

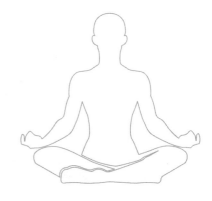

第三課

預備功、收功

關鍵心法：鬆、靜、自然

正式進入郭林新氣功的課程，第一個功法就是預備功與收功，

往後每次練功都需切記不可忽略。

預備功與收功的重要性

功法示範影片

　　練習各門派氣功，除了氣走全身的導引方式有差異，以及不同功法的針對性功效不同之外，最重要的萬宗歸一莫過於「鬆、靜、自然」，也就是無招勝有招的境界，而郭林新氣功的預備功與收功，就已蘊含此等奧義。

　　先父袁士峨先生初次赴北京學習郭林新氣功時，第一堂課老師教了預備功與收功，就搬個椅子，坐在一旁翻起書報雜誌，偶爾抬眼看看，也只是一句：「再練！」第一天就這樣反覆練習十個小時。第二天、第三天……天天這樣練，讓他一度懷疑是否被騙了？一直熬到第七天，每天十小時的預備功、收功，老師終於說了個「好」字，原來這時才把肢體練鬆、心性修靜了、感受增強了，先父抗癌的奇效、深厚的功底，就從那一個星期確實地建立好紮實的根基。

　　預備功、收功好學易記，多加練習好處多多，第　有功於身體和大腦的放鬆；第二透過吐納調息可增加細胞含氧量；第三可提高氣感的感知度。對接下來要修煉的功法能發揮最大的助益，希望大家也能仔細將預備功與收功練習好，切莫求快。

方位、指標與補瀉

　　如果有一群人一起練郭林新氣功，你可能會看到每個人各自面對不同方位、手勢不同，看起來像是練同一個功法，卻又各異其趣，為什麼會如此呢？

郭林新氣功之所以與其他派別不同，就在於功法的細膩度與辨症施功；舉凡病灶部位、血液指數、腫瘤或養生，因個人狀況都會有細節的差異。在真正開始學習預備功之前，我們先來談談方位、指標與補瀉吧，後續練功也必須記得遵循這些基礎喔！

　　郭林老師在創造功法初期，發現同樣的功法對不同病況的學員並非都有成效，靈機一動將五臟與五行、五色、五音等相關因素導入，配合功法針對病灶後，效能大幅提升。也因為一般氣功較少運用這樣的方式，而將原本的「郭林氣功」加了一個「新」字，正式定名為「郭林新氣功」。所以現在就先來找出自己練功的方位，以及指標吧。

面向方位：

五行五臟練功方位與參數總表

臟腑	五行	參數	方向	聲音	顏色	氣味	病種歸類	說明
肝	木	8	東	角	綠	酸	肝、膽、眼	肝膽是表裡關係，開竅於目，主筋，其華在爪
心	火	7	南	徵	紅	苦	**心、舌、小腸、心血管、腦血管**	心與小腸為表裡關係，舌為心之竅，主血脈，其華在面
肺	金	9	西	商	白	辛	**肺、大腸、橫膈、縱膈、鼻、喉、腦、皮膚及呼吸道**	肺與大腸為表裡關係，鼻為肺之竅，肺主氣，主皮毛
腎	水	6	北	愚	黑	鹹	腎、生殖系、泌尿系、分泌系、淋巴、胰腺、乳腺、造血機能、骨、白血病、紅斑狼瘡、巴金森氏症、風濕等	腎與膀胱為表裡關係，腎主骨，開竅於耳，二陰，其華在髮
脾	土	5	中	宮	黃	甘	脾、胃、肌肉	脾、胃為表裡關係，主肌肉，開竅於口，其華在唇

指標：血液指標包括血壓、血糖、紅、白血球等指數。十指連心，以指尖方向來做調整。

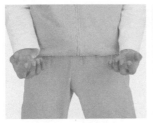 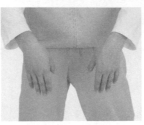 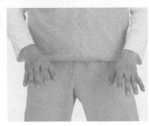

升法 → 指尖向上，
　　　雙手如捧碗。

降法 → 指尖下垂，
　　　手背朝前。

調整法 → 指尖向前，
　　　　不升不降，
　　　　掌心朝下。

補瀉：實則瀉、虛則補。

補法 → 掌心、掌背內勞宮穴、外勞宮穴相對；
慢性病、養生保健多用補法。

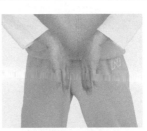

瀉法 → 內、外勞宮穴不
　　　相對；**癌症、腫
　　　瘤須採瀉法。**

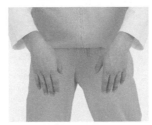 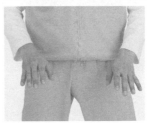

　　由於我們手掌相對就會在雙掌間形成一團氣場，並聚在氣海，所以兩掌心、掌背相對做為補法的開合，而掌心不相對皆朝向地面為瀉法，將體內的濁氣、病氣向下排去。

郭林新氣功
抗癌與養生的 20 堂課，融合中西醫與氣功的功法

中西方醫學整體的發展方向不同，西方醫學主張測量指數、血液、細胞與病菌甚至皮、肉、骨等的構造，擅長以手術並輔以口服或注射化學製劑（也就是藥物）來快速改善疾病或創傷。而中醫則以八綱來辨症、改善身體本質。八綱指**表、裡、寒、熱、虛、實、陰、陽**八個綱領。一般常見的慢性疾病（如高血壓、心臟病、糖尿病等），多屬於虛症，是在**人體本身的能量場不足下所產生，所以練功時多以補法提高能量來改善。而瘀傷、腫瘤等多屬淤積能量難以排解所致，因此練功時則予以瀉法，將病氣先排除，之後再予以補氣，方能達到功效，所以在練功時要先弄清楚自身的體質與生理狀態，這點是非常重要的。**

預備功與收功功法

郭林新氣功在練主功之前，須先做預備功，以打開氣門；練完所有功法之後，必定要記得收功，趕氣回籠，以免讓練完的氣又漸漸流失。

正統練氣功須渡三關：鬆靜關、吐納關、意念關。古氣功因為講求效率，而且學習氣功的人大多是擁有功底、或長年學習練功人士，所以多採「三關共渡」，也就是同時調整這些狀態。但郭林氣功的學習者大多是未曾接觸過氣功的族群，為了好學、易學，郭林老師特別將這些部分分成三個階段來練習，稱為「三關分渡」法，因此預備功會有二個步驟。

現在我們先認識幾個與預備功、收功有關的穴位。

百會穴：位於頭頂正中央，將兩耳與頭頂連成一線，再從眉心往頭頂畫一條線，兩線相交處就是百會穴。百會是「諸陽之會」，有許多神經、血管通過，所以適度按摩可改善氣血循環、調整自律神經、提神醒腦。

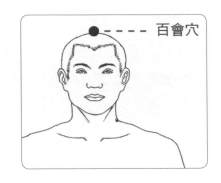

百會穴

氣海穴：中丹田也就是氣海，位在肚臍正下方一吋半，也就是大約 2 個指幅之處，因為這裡元氣如海般深聚，故稱為氣海。此穴有調氣通血、益腎固精的功用，是非常重要的養生保健穴位。

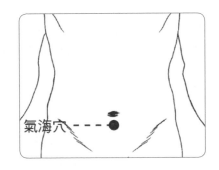

氣海穴

預備功：鬆靜站立 1 分鐘 → 中丹田三個氣呼吸 → 中丹田三開合

鬆靜站立（鬆靜關）

　　動作：百會朝天、雙眼輕閉、舌抵上顎、垂肩墜肘；雙臂自然下垂、手肘微張、雙腳平行與肩同寬、鬆腰、鬆膝、鬆胯，站立 1 分鐘。

　　所謂百會朝天就是將頭微低；舌砥上顎就是以舌尖抵住上排牙齒與牙齦交界處；垂肩墜肘須注意肩膀、手肘、手腕完全放鬆；**雙腳平行要注意腳尖切莫內八、外八**；鬆腰、鬆膝、鬆胯則如微微向下坐的感覺，不要蹲太低到大腿須用力的程度，維持輕鬆狀態即可。

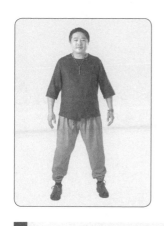

鬆靜站立的目的是為了讓身心從一般的活動狀態進入到身體與心情都放鬆的狀態，而不是站著不動 1 分鐘那麼簡單，必須透過意念的放鬆或專注來達到，假如一直不斷被思緒干擾，不妨專心地讀秒，用一個單純的意念來取代無數雜念，透過反覆練習也能讓自己更熟悉鬆靜的路徑。

中丹田三個氣呼吸（吐納關）

動作：雙手輕輕重疊放置於丹田（男性左手在下，女性右手在下），令氣海穴與雙手外勞宮、內勞宮，共五個穴位重疊，使用腹式呼吸佐以自然呼吸調整吐納氣息。

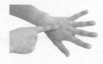 外勞宮　　 內勞宮

補法：一吐（口吐）、一吸（鼻吸）、一平（自然呼吸調氣），重複三次。

瀉法：一吸（鼻吸）、一吐（口吐）、一平（自然呼吸調氣），重複三次。

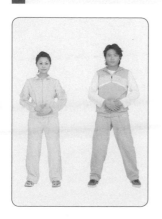

做氣呼吸時要特別注意鼻吸、口吐，吸不可極，吐不可盡，一切以輕鬆順暢為最高指導原則，將呼吸從一般的狀態，調整到控制自如，並以此為目的。

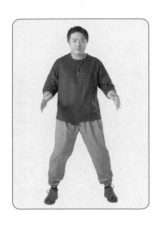

做開合時手腕應保持放鬆，動作須練到
「輕、柔、緩、慢」，彷彿前面有一隻大型動物，
緩緩摸過牠的毛皮一般的感覺。要特別注意在
做開合的同時，不要刻意搭配呼吸法，以自然
呼吸的方式緩緩做開合的動作即可。

有氣感時，手部的開合動作可能會有阻力
感、磁力感、針刺感……等，若沒有特殊感覺
也不代表沒有效果，不需過於介意。

收功：中丹田三開合 → 中丹田三個氣呼吸 → 鬆靜站立 2 分鐘

在學會預備功之後，收功就非常簡單，只要將預備功的三個步驟
顛倒過來，先做中丹田三開合、中丹田三個氣呼吸，最後鬆靜站立 2
分鐘，就完成收功。

要特別注意，鬆靜站立的時間，不要在一站定後就開始計時，應
等心情較放鬆後，再開始計算，多站一會也無妨，最好能讓頭腦完全
放空，彷彿周遭只有自己與自然環境融為一體，甚至能舒服到像睡著
的狀態最好。

1. 找出自己的方位與指標

　　方位：面朝　□東　□西　□南　□北　□西南（中）

　　指標：　□升法，指尖朝上　□降法，指尖朝下
　　　　　　□調整法，指尖朝前

　　補瀉：　□補法，手掌相對　□瀉法，手掌不相對

2. 持續一週：每日練預備功與收功。做一次預備功及一次收功算一回，每日至少練習 6 回，必須練到足夠熟悉且有放鬆感之後，再進行第二課。

　　若對於方位、指標、補瀉，或練功內容有任何問題，可至氣功獅 Line@ 或粉絲頁提問，以免在起跑點就練錯了。

放鬆小撇步

　　很多學員在練習預備功跟收功時才發現，原來肢體跟心情的放鬆這麼難！一下擔心動作對不對、一下覺得身體哪裡不舒服，一下想到小孩有什麼事沒做好，一下想起公事要如何處理……總是抵擋不住各種念頭在大腦穿梭。要如何確認或幫助自己放鬆呢？我來分享幾個方式，大家不妨試試。

　　例如：我們做個肩膀的放鬆測試；先讓自己保持在你認為已放鬆的狀態，然後請家人、朋友將你的手向上舉起，再請他將手放開。如果你的手是放鬆的狀態，應該就會自然地垂墜下來，如果手還直直地舉著，就表示你還在用力囉！

　　鬆靜站立時，如果心緒一直無法安靜下來，可以嘗試「以一念代萬念」，例如：靜靜聆聽周邊環境的聲音，試著由近而遠，讓聽覺可以集中，聽得越來越遠。也可以在腦中專注默想 1、2、3……到 80（收功則數到至少 140）的數字形象。如果是擔心時間而無法放鬆，計時器也是很方便的輔助工具喔。

第四課

呼吸、情緒
與健康

你可曾發現，在不同情緒、狀態下，
你的呼吸也有不同的深淺節奏？
身心要健康，就要從調整呼吸與情緒開始。

呼吸的重要性

沒有吐納，就不算氣功。

每個人都會呼吸，但我在教授呼吸法時，常聽學生大嘆：「原來呼吸學問這麼大！」其實人只要活著就需要呼吸，這動作本身不需要刻意去控制或觸發，其實呼吸不難，要不呼吸才難呢！

簡言之，人類的呼吸運動是用肺部吸入氧氣、呼出二氧化碳的一種氣體交換過程。人體的每一個正常細胞都需要不斷地供給足夠的氧氣才能存活。醫學上，腦內缺氧 3 秒鐘，就會失去意識，缺氧 3 分鐘，腦細胞就會死亡。而現今最令人恐懼的癌症，在醫學上也早已發現癌細胞是一種「厭氧細胞」，也就是在缺乏氧氣的身體環境中可以快速生長的一種病變細胞。

正因為呼吸太過理所當然，讓我們常常處在不自覺的呼吸狀態，加上久坐、駝背、聳肩等不良姿勢，以至僅有「淺式呼吸」。而長時間呼吸力不足可能會造成身體慢性缺氧、胸悶、自律神經失調、免疫力下降、憂鬱、痠痛疲勞不易消除……等各種問題。

因此，許多不同的養生方式，包括西醫、中醫、氣功、瑜珈都非常強調有意識的深度呼吸，如果能每天花一點時間做呼吸練習，許多身心困擾就有機會迎刃而解，現在就開始～請大家跟著我一起學習體會不同的呼吸法吧。

呼吸與情緒的關聯

我們緊張時呼吸就會變得急促；而過於專注時會「屏氣凝神」忘

了呼吸；當問題解決時會鬆一口氣，「呼～！」一下吐一大口悶氣；而傷心難過時，也可能會有無法呼吸的窒息感……由此可知，情緒會影響呼吸，因此我們也能用調整呼吸去轉換情緒。

就醫學理論來說，人體的呼吸、心跳、血壓等，都與自律神經相關。自律神經又可分為交感神經與副交感神經，兩者需互相協調平衡。人在壓力的狀態下，交感神經會亢奮，而深度呼吸的深層吐氣能刺激副交感神經作用，有助於情緒穩定、減輕焦慮。若身體長時間處於緊張狀態，交感神經過度亢奮，副交感神經則無法作用，久了就變成我們常聽到的「自律神經失調」，容易疲勞、憂鬱、睡不著。

以中醫與氣功理論來說，當姿勢不正、呼吸不足時，人體的膈俞（橫膈膜）緊繃，督脈就會壅塞，直接影響附近的肝、膽、脾俞、三焦，以及內分泌與情緒。

由此可知，無論中、西醫學觀點，呼吸跟情緒都與健康息息相關。所以平常壓力大、工作繁忙時，別忘了休息時多做幾個深度呼吸！

情緒與健康──七情與五臟

我們每個人都會有情緒，而情緒也會直接影響內分泌，對五臟也會造成影響，所以中醫有「內傷七情」之說。生活中我們很難避免情緒的產生與干擾，所以要學習**「控制情緒而不被情緒給控制」**。

我從事氣功教學二十多年，接觸過的疑難雜症不少，也常琢磨發現每種病症背後幾乎都有著長年累積的「根」，當這個根本得到釋懷或解決之後，身體的問題也自然好解決。但有些人知道「根」在何處，卻奈何不了自己的情緒，也有些人完全沒有覺察到自己的情緒出了問

題，甚至已經達到自我折磨的程度，卻還是會因為種種因素而不願面對，使身體的狀況越來越差，最後抑鬱而終，實在令人惋惜。

要想解決問題必先了解問題，中醫老祖宗們早就把情緒分類出「七情」，包括怒、喜、悲（憂）、思、恐（驚），對應著肝（膽）、心（腦）、肺（大腸）、脾（胃）、腎（膀胱）等，分別說明如下：

怒傷肝： 我們常形容大怒的情況叫「大動肝火」。盛怒的情緒會直接影響肝臟運作。一動怒，氣血就亂，面紅耳赤，也有氣到吐血或氣暈的狀況，所以生氣這件事情，真的是拿別人犯的錯來懲罰自己。

喜傷心： 喜也會影響健康？正常狀態下，保持一顆喜樂之心有好無壞，但若狂喜，就會直接影響到心臟。例如曾聽聞有人突然中了大獎，卻因心臟無法承受而猝死。當然這是個極端的例子，有時生活中突然聽到大好消息，心跳就會加速甚而心悸失眠或心神不寧，這也是狂喜的作用使然。

憂、悲傷肺： 當你心情鬱卒、有事憂心時，是不是曾感覺像有一塊大石頭壓在胸口呢？胸口悶悶的，心也塞塞的，時而嘆氣時而氣短，因為這兩種情緒都會影響到肺與大腸，雖然郭林氣功主張心情不好不宜練功，但是當有憂、悲情緒產生時，還是建議您走出戶外，多做一些深呼吸並打開心胸，相信一切都能好轉的。

思傷脾胃： 長時間集中精神或思慮，也會直接影響到脾胃的運作，所謂「茶不思飯不想」，也可解釋為思慮所帶來的副作用。思慮的時間太多、太長，久而久之精神便難以集中，容易疲倦甚至打瞌睡，現代人常喜歡利用吃飯時間開會動腦，其實對消化都不是一件好事。

驚恐傷腎： 驚久而生恐，太多的驚嚇會轉化為恐懼，這種情緒會對我們的腎臟帶來直接的影響。春秋時期著名的軍事家伍子胥，因為

郭林新氣功
抗癌與養生的 20 堂課，融合中西醫與氣功的功法

被楚平王追殺，逃難過昭關時急得一夜白頭的故事，就是驚恐之下影響了腎氣，一夜之間頭髮全白，就是驚恐對腎的影響最具代表性的狀況。驚得目瞪口呆，呈現呆滯，也是因為腎對神經系統的直接影響。

總而言之，無論是處於什麼情緒都該適可而止，而練習氣功可透過呼吸吐納使意念沉著，加上運動過程中會分泌腦內啡，讓人心情愉悅並有幸福感。而人在生病時容易擔憂、怨天尤人，面對親友過於關心的舉動也會產生壓力，雖然是在家休養，卻反而容易落入負面的情緒。因此只要能行動自如，氣功獅我都建議儘早開始練功調養身心，只要人有精神了，心情也就自然開朗。

郭林新氣功五大呼吸法

功法示範影片

呼吸的方法有很多，也廣泛地被使用在不同的領域，包含體育活動、健身訓練、冥想、瑜珈、氣功等，一一列舉不容易，所以在這裡我僅介紹郭林新氣功較常使用的五種呼吸模式，以便大家在閱讀後續內容時，對提到的呼吸方式能有更清晰的概念，不會用錯。呼吸法真的很重要，也請大家在這一課裡能多加練習、熟悉各種呼吸方式，尤其要注意無論哪一種呼吸法，切記**「吸不可急，吐不可盡」**是最主要的原則。

另外，**呼吸方式雖有不同，但一般都以鼻子吸氣為多**，因為若用口吸氣，容易口乾舌燥，而且可能吸進空氣中的灰塵異物。**呼氣則可分為用口與用鼻，用口我們在教功時習慣稱為「吐」，用鼻則稱之為「呼」**，以此做為更清楚的區分。

自然呼吸法

　　所謂自然呼吸法就是指我們平常生活中所用的呼吸：**鼻吸鼻呼的方式**，可穩定地供應身體基本所需的氧氣量，維持生理機能正常運作；顧名思義輕鬆自然即可，不需要任何技巧學習、練習或導引。**在郭林氣功中運用自然呼吸法通常是作為「調息」之用，或是有其他更重要導引**，所以就不再搭配其他呼吸導引，以免擾亂或過於複雜。

腹式呼吸法

　　瑜珈、西醫都會建議我們練習腹式呼吸，那跟氣功常說到的「**氣沉丹田**」是一樣的道理，相信大家對此呼吸法都不陌生，但卻未必掌握腹式呼吸練習的要領。簡單來說，一般人自然吸氣時大多是胸腔進氣鼓起、腹部收縮；而當我們使用腹式呼吸法吸氣時，空氣會更深度吸至腹部緩緩膨脹，呼氣時又會緩緩收縮。

　　其實我們人從一出生嚎啕大哭，到嬰兒時期都是使用腹式呼吸法，只是隨著年齡增長，漸漸被自然呼吸法取代罷了，但一般我們在睡眠狀態時，還是會自然而然使用腹式呼吸喔。現在就跟著以下步驟來練習：

1. 衣著寬鬆，腰腹不要有束縛，或坐或躺皆可，以舒適放鬆為原則，也可以將眼睛輕輕閉上，幫助放鬆與專注。雙手輕輕放在腹部，感受呼吸時，腹部的起伏。

2. **呼吸方式為「鼻吸口吐」**，先用嘴巴將空氣吐出，讓腹部收縮，大約吐至 8～9 成，記住不要吐到完全沒氣；再用鼻子緩慢吸氣，儘量將氣吸深至腹部隆起，同樣吸至 8 成左右，再進行一次吐氣，儘量延長吐氣時間，要比吸氣時間更長。

3. 反覆進行呼吸練習，一開始每日可早晚各練習 5 分鐘，習慣後便可慢慢加長時間。

練習腹式呼吸法時，呼吸速度應調整至輕柔緩慢，若吸氣過急、過短，氣自然吸不深。學員較容易遇到的問題是感覺都還是只吸到胸腔，或是覺得氣吸不進去，因此反而導致憋氣有呼吸困難、缺氧的感覺。

切記呼吸四字訣「深、細、勻、長」，深指的就是盡量深化至腹部，細就是輕柔緩慢，勻是均勻，不可忽強忽弱、忽快忽慢，長則是盡量拉長呼吸的時間，所謂「氣長命長」。

如果覺得不容易練習，可以試著先平躺，吸氣時觀察腹部起伏，會使腹式呼吸法變得較為輕鬆自然。或是也可以多運用一些想像力，觀想吸氣時腹部隆起，起初雖然未必都是真正吸氣至腹部，但慢慢練習一定可以掌握感覺，並且收放自如。**睡前、壓力大、焦慮時，都可以做幾個腹式呼吸，讓身心獲得舒緩。**

三機一體呼吸法

所謂三機一體指的就是肺部、支氣管及丹田，同時吸氣舒張、再同時呼氣收縮；它類**似腹式呼吸法，但加肢體的輔助動作**，使身體藉由伸展動作與穴道的刺激來增強呼吸的效能，達到氣貫全身的終極目標，這項動作步驟非常簡單：

1. 雙腳平分與肩同寬，如鬆靜站立的方式，雙手自然下垂於丹田前方。

2. 吸氣時身體向後仰，同時雙手以中指與無名指輕輕連續按壓內勞宮穴，刺激穴道加強心肺功能，雙臂向兩側打開至大字形站

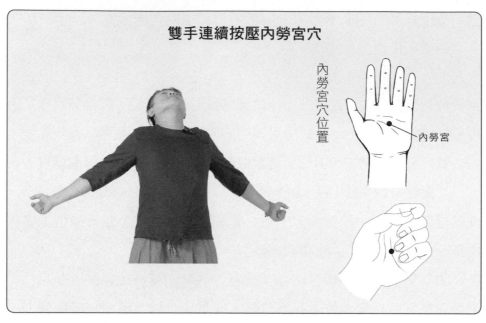

雙手連續按壓內勞宮穴

內勞宮穴位置

內勞宮

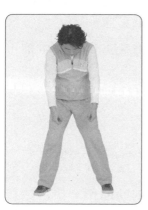

立，特別注意手臂略往下呈 45 度，不須平舉，才不會導致聳肩無法放鬆。

3. 吐氣時則將雙臂往身體前方收合，雙手同樣輕輕按壓內勞宮穴，身體略微前傾含胸，至恢復預備動作的站姿。一吸一吐算完成一回；在適合的時間跟場地可以自己視狀態練習，不須規定每次要做幾回。

　　三機一體呼吸法最佳運用的時機，莫過於在空氣品質極優的環境下，如果外出旅遊、登山健行到森林中、瀑布旁、神木群……等，千萬別忘了做個 100 回，此時能讓支氣管、肺部及丹田同時進行吐納與伸展，可達到大量吸氧提高身體含氧量的效果，會令人感到通體舒暢、煥然一新，是一大享受。

風呼吸法

每當與初次了解郭林新氣功的朋友們聊起此功，他們的第一個反應幾乎都是：「吸吸呼對不對？」沒錯，郭林氣功最具代表性的功法莫過於行功，而行功當中最特別的，就是採用了許多氣功不敢嘗試的「風呼吸法」。

風呼吸法是**利用強力而快速的吸氣，來增加氧氣進入肺泡的壓力**，是以「高壓氧」的原理，加速肺泡微血管的氧氣與二氧化碳交換率，進而提高全身細胞的含氧量，活化細胞的正常代謝，並抑制癌細胞的增生。但在此我要特別提醒有腦血管疾病或肺部病灶的人，在練習風呼吸法時千萬不要過度用力，應以輕鬆無壓迫感為最高原則。

那麼究竟什麼叫做風呼吸法呢？簡單地說就是**「吸－吸－呼」**，因為呼吸速度快而產生咻咻的氣流聲，即謂之「風」呼吸法。風呼吸法**採鼻吸鼻呼，較接近自然呼吸的方式，只是將一吸一呼的吸氣斷開，成為兩個較為短促的急吸氣**，因此就變成「吸－吸－呼」，若以數拍的方式來說，「吸－吸」為一拍、「呼」為一拍。

我們日常生活不需要特別練習風呼吸法，因為風呼吸法本身較為強烈，一般靜功不容易搭配使用，即使是動功也必須精準拿捏，並配合姿勢導引與吸氣、吐氣的時機。而郭林氣功很巧妙地將其搭配了行功，可以在練功者身上產生加乘的效果，是很完美的搭檔。

初學郭林氣功的學員，往往因求好心切而不得要領，在吸氣時，刻意用很大的氣力，雖然節奏正確、強度也夠，可是力量用得太大、太猛，反而容易產生上呼吸道過於緊張，而將氣卡在鼻到胸的位置，下不去；或是吸氣過度，產生暈眩感甚至耳蔽感（耳朵有屏障的感覺）。在此特別提醒大家，對風呼吸法不熟悉不要緊，但練習時還是要盡量

放鬆心情，不要過於緊張才容易練好。

龜盹功呼吸法

龜盹功**顧名思義，「烏龜在打盹」**，這是一種半休眠的狀態，能**降低體內空氣交換率的方法**，有點類似電子產品中的「待機功能」，利用最少的能量維持身體的運作，但並不是一個睡著的狀態，其主要目的有兩個：其一是練功當中尤其是行功，每段中間片刻的休息及氣化。其二也可以用來避開環境中不良的空氣品質，例如醫院候診時、大馬路邊等車時，甚至運氣不好，被關在故障的電梯中等待救援時，都可以發揮作用。

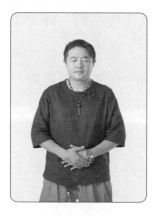

方法很簡單，**站著坐著都可以，但求身體端正，同時閉目放鬆，頭略為低下，舌砥上顎**，開始調整呼吸頻率，**由深漸淺、由長漸短**，練習調整到即使一張薄紙置於口鼻之前，呼吸的強度也不會吹動它，龜盹功練習一段至少五分鐘以上，可快速減緩疲勞，安定心神，是日常生活中非常實用的一個功法。

課 後 作 業

1. 腹式呼吸每天練習至少兩次，每次 5 分鐘。

2. 持續每日練預備功、收功。其中在一次預備功後，加上三機一體呼吸法 20 回以上，再做收功。

癌症與氧氣

身心整合醫學醫師／新竹欣安診所
阮慶定院長

　　談到氧氣對癌症的影響，我們可以先從癌細胞的性質說起。

　　癌細胞是一種不成熟的細胞，它的增生速度比正常細胞快很多，因此會剝奪人體的養分。然而癌細胞在厭氧狀態才會消耗我們身體的能量，如果在比較多氧氣的狀態下，它的細胞代謝就會中斷。

　　事實上，大部分的人都處在缺氧的狀態，特別是貧血的人會造成組織和器官的缺氧，或是壓力大的人，因為血管比較容易收縮，周邊組織血液的帶氧量一定偏低，微循環的帶氧量一定不足。因此要抑制癌細胞生長，最好透過運動讓身體帶氧量增加、血液循環變好，像太極、氣功這類持續而緩和的運動就很適合；但須注意不要做劇烈運動，否則可能造成身體過度使用，消耗過多的氧氣與能量，反而讓身體受到傷害。

第五課

行功基礎理論與衍伸運用功法

走出養生抗癌力

學會行功及衍伸功法，就學會 50% 的郭林新氣功

行功的理論基礎

行功可說是郭林新氣功的代表作，只要看到有人在練行功，八成都是練郭林氣功的人。當我體悟功法中每個被要求的細節與目的後，更驚嘆原創郭林老師設計此一功法的精妙之處！

行功是泛稱，其完整名稱很長——「中度風呼吸法自然行功」。先從字面上解釋，**行功的呼吸法分為三級：輕度、中度和重度**，而行走的**速度又可分五段：特慢、稍慢、自然、稍快及特快**；行功相關衍**伸功法又包括中快功、一二三步點功、定步功**，占郭林新氣功相當重要的比例。這些動作、速度及強度的變化，都是依據相同的基礎、不同的功效，慢慢體會與調整演化而來，所以調適起來不算太難。

但要開始練行功之前，我們要先了解行功的基礎理論，就是東漢神醫華陀參摩熊、鹿、鶴、虎、猴五種動物的形態，其動作所創的「五禽戲」養生功；**郭林老師依據自身修煉 50 年的經驗，重新編修郭林版的五禽戲，分別對應五臟：熊形主脾，可強化筋骨、鹿形主腎，益氣壯腰、鶴形主肺，使胸開氣暢、虎形主肝，舒筋活絡、猴形主心，開竅益智。**

在行功功法中，郭林老師取熊穩健的腳步，強化了脾胃，並融合鹿靈活的腰，提升了腎氣，這就解釋了為什麼學員們練功初期，首先會改善食慾及睡眠品質。而吃、睡好，才是健康生活的基礎。

行功與衍伸功法的先修課

　　許多人對行功的了解就僅限於「多走路本來就對身體有好處」或是「去公園散步呼吸新鮮空氣」，這些說法都沒有錯，但也不完全對，練功時如果能像平常走路一樣自然，像散步一樣放鬆心情，再兼顧動作的正確性，那對身心的效果自然是最好的。但要練好功法，有幾個重點要先修，打好基礎後可以讓行功系列功法練起來如虎添翼。

腳步與重心

　　平常我們在走路時，重心多在兩腳中間，而且兩腳步伐間的寬度趨近於一條直線，國字中的「人」字就像一個人在走路的姿態。而練習行功時，**雙腳的寬度踩的是與肩同寬的兩條線**，如熊行走一般，我們稱為「之字步」，且兩腳掌平行不可內外八字腳，才不至於卡住陰蹻（附圖），並將身體重心，著力於前腳，以對湧泉穴施壓，再搭配正確的吐納法，使能量（氣）產生，順利上引至腎俞，有如身體的發電機一樣，持續產生能量，提高全身的能量而達到補氣的功效。

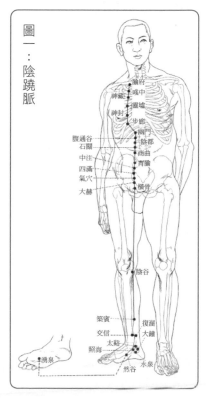

圖一：陰蹻脈

俞府 彧中 神藏 靈墟 神封 步廊 腹通谷 幽門 石關 陰都 中注 商曲 四滿 肓俞 氣穴 橫骨 大赫

陰谷

築賓 復溜 交信 大鐘 照海 太谿 水泉 然谷 湧泉

腳掌朝前：行功腳步須注意腳掌往前，不可內八或外八。

　　平常我們在走路的時候，比較不會去注意自己的重心，是否有內

八、外八腳的情形，這時候可以拿出自己穿舊了的鞋子，看看鞋底磨損的狀況。

正確的行走方式——鞋底磨損通常均勻，走起路來腳趾自然朝向前方，步伐輕盈、精神奕奕。

腳步外八——重心容易落在腳跟，久而久之**鞋跟外後側會產生異常磨損**。嚴重的外八可能導致 X 型腿，讓膝關節外側壓力增大，長期行走、運動，外側半月板更容易磨損。

腳步內八——鞋子容易磨損腳掌**前端內側**的位置。內八行走久了，**身體重力多聚集在腳外側**，不但容易變 O 型腿，還會增加膝關節、髖關節壓力，造成關節疼痛。

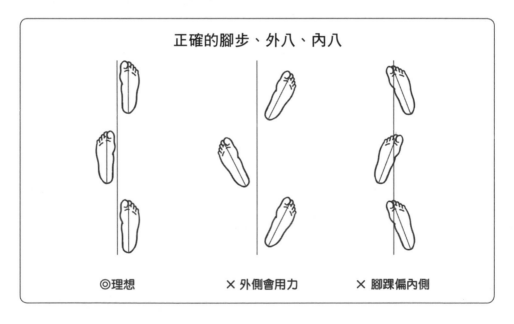

正確的腳步、外八、內八

◎理想　　　×外側會用力　　　×腳踝偏內側

走路是每天必須的動作，若以不正確的方式日積月累，不僅影響身形美觀，而且腿部、脊柱經絡阻滯，對下半身，乃至全身、氣血循環等都會產生影響。

要養成良好的走路習慣，最好先將鞋底磨損變形的舊鞋拋棄換新，並開始注意修正自己內、外八字腳的問題，儘量做到雙腳平行重心往前。**平常走路應抬頭，眼睛平視前方，自然挺胸收小腹，腳趾朝前。**以郭林氣功行功步伐來說，要特別注意腳步寬度（注意是雙腳橫向的寬度而不是跨步的長度喔！）調整到與肩同寬，並且讓**全身重心帶領腳步，而不是用腳拖著身體前進**，也要避免拖著腳跟行走。

至於「之字步」的走法，可以利用家裡的地磚、戶外的水溝蓋、步道等，尋找差不多與肩同寬的距離來做練習，或是在地上畫線、貼上膠帶等方式，都有助於熟悉腳步的方向與寬度修正。

腳趾上翹：行步時由腳跟先落地，腳趾翹起以達到按摩湧泉穴之效。

大家都聽過「趾高氣昂」這個詞，但是有沒有注意到為什麼是「趾」而不是「指」呢？

原來老祖先們早就研究過，在我們腳底兩塊凸出的肉墊之間有個穴位，當受到刺激時，可調動腎經，腎水就會像泉湧一般地源源不絕，因此將之命名為「湧泉穴」；而中醫所謂的腎水，指的就是體內所有不容易流失的液體（如內分泌、賀爾蒙、精、髓之類）。

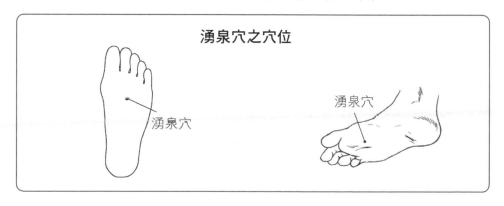

湧泉穴之穴位

湧泉穴

湧泉穴

當我們高翹起腳趾時，腳底的湧泉穴位就會外露，每踩下一步及重心轉移時，不斷交替刺激與按摩雙腳的湧泉穴，氣就會經由腎經往上跑到腎俞，補充腎氣、充足腎水、調整人體內分泌，身體也就自然而然地健康了。

需要特別注意的是，只要將腳趾翹起，而不是將整個腳板翹起，否則幾十分鐘走下來，隔天可能只會感覺小腿肌肉痠痛，更不用提按摩到湧泉穴囉！

重心轉移：以身體重心移動，而非以腳步帶動身體。

重心轉移與湧泉穴踩踏的要點在於「感受」。首先要練習利用身體的勢，讓重心平順移動，而不是用腳力去拖動身體的重心。

好比我們站著不動，慢慢將身體前傾，到一定程度時為了不跌倒，腳必然會自然地前跨一步以支撐身體重心，這是一種本能的反射動作。利用這種自然反應來練功，無論是行功或其衍伸功法，都能更輕鬆省力，且能持續更長的時間。

風呼吸法

在上一課已經教過的風呼吸法，在行功系列的功法中會有充分的應用，除了特快行功因其步行與呼吸速度過快，所以只用自然呼吸之外，其他行功都是搭配「吸─吸─呼」的風呼吸法。

將風呼吸法安排與腳步搭配時，就能產生控制能量補瀉的作用，使氣循著經絡規律順暢地運轉，將「補」、「瀉」配比和諧又恰當。**風呼吸法的強力吸氣，搭配行功的持續運作，以類似高壓氧的方式，將血液中的氧氣強勢運送到身體各部位，因此提高了全身細胞的含氧**

量，是行功當中頗為重要的一環。

但風呼吸法在不同的功法上，因勢子不同，也有不同的呼吸速度、強度搭配，變化出相應的功效，是非常精妙的方式，這在後續個別功法時，我們再做更清楚的解說教學。

擺手

雙手的擺動，不但有助於走路時，維持身體平衡，手擺的位置與高度，在郭林氣功中也都是經過設計的。**一手氣海、一手環跳，帶動帶脈與任、督二脈的整個縱、橫的循環。**

而手心與手指的朝向，也依照練功者的體質虛實（實則瀉，掌心朝下；虛則補，掌心相對）與血液指標（**血壓過高者指尖向下，過低者指尖朝上**）做調整，使功法更具有針對性的效果。

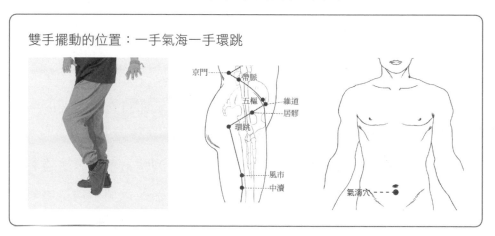

雙手擺動的位置：一手氣海一手環跳

所以，請大家要先牢記圖中的幾個穴位的位置，初練功者常因緊張與不熟悉，容易將手擺太高、或縮著肩膀擺手，其實不用擔心記不住、學不會，只要多加練習，用身體的感覺去記憶，就會成為自然而然的動作，想忘也忘不掉。

除了中快功是屬於比較「硬」的功法動作之外，大部分**擺手的方式都須注意輕、柔。手腕、手肘、肩膀三處關節務必放鬆，才有助於氣的運行與流動。**大家在看電視或休息時，可以多練習讓雙手自然下垂，就像鐘擺一樣，兩手往同方向擺盪，將放鬆的感覺練出來。

擺手的方法必須注重輕、柔，手腕、手肘、肩膀必須放鬆才有助氣的運行與流動。

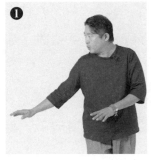
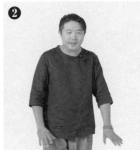
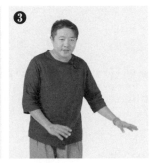

小結

在熟悉呼吸法、行功基礎之後，下一課我們即將進入重要的主功「一、二、三步點功」，記得準備好配備，走出戶外喔！

許多人對於練功這件事有疑惑，擔心自己的體力不好，是否有這麼多的體力花幾十分鐘甚至幾小時練功？其實郭林氣功的功法本身並不會有違反人體力學的艱難動作，只要四肢健在幾乎都能學得好，而且越練會發現體力、精神越好！

近年來運動風氣漸盛，健身房如雨後春筍般，四處林立，各種運動被大力推廣與廣泛接受，無論是有氧運動、重力訓練、三鐵、馬拉松甚至極限運動，投入的人口都急速增加，但這些運動主要在消耗能

量與鍛鍊筋骨皮與肌肉等，雖然也有助於提升體力、耐力，但總是快速地消耗能量，鮮少運動到臟器，也談不上養生，較適合年輕且本身健康狀況良好的人。

　　相對來說，氣功是緩和且持久的運動，正確練功非但不會消耗太多能量，甚至還能使身體有如充電般地培養能量，提升精、氣、神與五臟六腑的運作效能，即使長時間練功，也不會使人感到疲累不堪。比較多的經驗是原本食慾不振的狀況，練功後反而容易產生飢餓感，晚上睡眠狀況也會大幅改善，是非常適合所有重視健康養生的族群。

課 後 作 業

1. 確認自己的走路習慣為：

　　□內八　　□外八　　□正確

2. 每日練習行走「之字步」至少 5 分鐘。

3. 每日練習擺手，練出放鬆感，並注意環跳、氣海的穴位位置。

藥浴泡腳

　　「人之衰老始於足」，足部有 6 條主要經絡經過，踝部以下有超過 60 個穴位，泡腳可以疏通經絡，改善血液循環，不只冬天泡腳舒服，夏天泡腳也有祛濕的效果。

　　泡腳是一年四季都適用的養生方式，不一定需要添加其他材料，只要用攝氏 40 度左右的溫水泡腳，每次泡 15 ～ 20 分鐘左右即可，不宜過久。若天氣寒冷時，可以加入生薑或艾草，可祛濕祛寒。

　　但需要特別注意的是，高血壓、心臟病、糖尿病患者不宜泡腳，還有進行化療後的患者，因為末梢神經遭到破壞，更需要注意溫度以及泡腳的時間，以免燙傷。

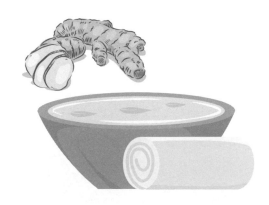

第六課

一二三步點與
氣功的補瀉原理

讓細胞與臟腑暖起來的「過冬功」

補瀉兼具、虛實調和的黃金比例功法

補氣、瀉氣與調氣

人體陰陽、虛實、補瀉與健康息息相關。《黃帝內經》有云:「邪氣盛則實,精氣奪則虛」,又說:「調其陰陽,不足則補,有餘則瀉」。

當健康出問題時,必定會在細胞、臟器中出現不平衡的狀態。有邪氣侵入時,人體為了自我保護,就會有實症的表現,如:精神亢奮、面紅耳赤、煩躁易怒,長期累積可能變成「陰實」,也就是癌症的體質。而如果是正氣不足,臟腑功能衰退,就會呈現虛症狀態如面色蒼白、精神不振,最常見的像三高、腎虛,就是虛症。

補瀉的運用非常廣泛,如呼吸、按摩、針灸、中藥都蘊含補瀉的智慧。關於虛實的調整,一般原則是「實則瀉、虛則補」,但大家一定也曾聽說「虛不受補」,那到底該怎麼辦呢?這時候「一二三步點」就是一個非常完美能幫助身體達到虛實平衡的功法。

一二三步點雖然分為三個部分,但以功理與功法效能來說,它們算是一個配套的功法,依照腳踩湧泉的程度與呼吸的配置不同,而產生對身體補瀉迥然不同的效果。

以我們生理運作本身來說,無論是何種呼吸法,理當吸多少就呼多少,一個蘿蔔一個坑。也就是說吐氣量與吸氣量的對等關係是不可改變的,那麼可能改變的部分就在於速度、力道與時機,一二三步點就是巧妙地運用與安排這些不可變與可變的因素來調整補瀉,維持能量的最佳品質。

一步點「瀉」,主「祛邪扶正」、二步點「調」,主「攻守相當」、三步點「補」,主「扶正祛邪」,同時兼顧瀉除邪氣、補強正氣,以及適度平衡調整。因此我們在練習這套功法時,千萬不要只因個人偏

好而有厚此薄彼的行為，這套功法的三個部分應該各佔 15 分鐘，均衡地操練，便可達到補瀉平衡的目的。

說到這裡，相信大家對一二三步點已經建立了基礎的認識，接下來我們就開始進行功法教學！

起勢

郭林新氣功幾乎所有的功法都會先做起勢動作。起勢的功能：其一是讓自己的生理狀況對開始練功有所準備（可藉此動作放鬆身體與調整呼吸），其二就是藉由點壓穴道給身體一個訊息，猶如開啟一個開關。並按照男女生理構造之陰陽不同，男性一般由左邊起勢，女性則從右邊起勢，如有肝膽眼病灶者，不論男女都從右邊起。

需要注意的是，一二三步點因為功法本身已帶有補瀉功效，因此，起勢的手部動作「不」再搭配補瀉的手掌與手指方向，以免擾亂。

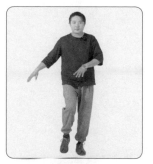

· 起勢時男性點左腳，雙手擺左側，內手氣海、外手胯旁，十指指尖朝同一個方向，掌心朝下；女性以及肝膽眼病灶者則點右腳，雙手擺右側。

· 起點腳穴位須特別注意須點在氣端穴（指甲與指尖處），腳趾與地面呈現 90 度，輕輕踩踏即可，切莫用踢的或過度用力，以免造成穴道傷害。

一二三步點功

一二三步點又被稱為「過冬功」，在練功時可以讓身體熱起來，非常舒服，雖然功法本身動作不劇烈，卻能用來抵禦寒冷。我個人經驗喜歡將這套功法作為練功時的暖身功法，很適合天冷在戶外練功的起始功法。

練習時別忘了依照上一課的重點，腳步須趾尖朝前、步伐與肩同寬；擺手則須輕柔放鬆，如鐘擺擺盪的弧度，關節放鬆。

一步點

祛邪扶正，此功重點在瀉濁氣。

一步點主要動作為走一步，點腳一次；**呼吸方式採鼻吸鼻呼，走一步搭配「吸—吸」兩個短吸，下一步「長呼」點腳。**每一次吸氣只占半個腳步的時間，將重點放在呼氣點腳的部分。將濁氣儘量地排出，呼氣的速度放到最慢，只要別把氣吐盡造成憋氣即可。

· 做起勢動作。男性準備左腳出步，女性以及肝膽眼病灶者則準備右腳出步。

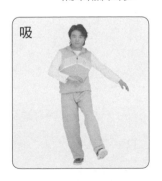

· 一步跨出腳跟觸地時，進行「吸—吸」兩次短吸氣，同時雙手向另一側輕輕擺過，腰、胯向前，肩與頸順著手的方向轉動看到側邊景物，藉此扭動脊椎且帶動橫膈的活動，並將全身重心轉移到前腳為止。

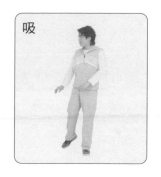

· 輕提起後腳，並在前腳中心點旁約與肩同寬處，以腳拇趾氣端穴輕輕點地，並略以身體重心按壓穴位，同時做一個「長呼氣」；緩慢、確實將動作完成後，再換腳出下一步。

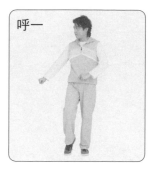

· 此「吸吸一呼」，跨一步，點一下，兩腳輪流持續走 15 分鐘，停下腳步做三開合，並略微休息 5 分鐘。

一步點功功法（右腳圖例）

1. 腳拇趾點地
2. 右腳跨步（沿左腳中心點約 45 度線跨出）（吸 - 吸）
3. 左腳提起移至右腳旁約 10 公分處，並以拇趾點地（呼）
4. 依同樣步驟反覆

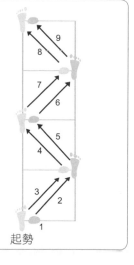

起勢

　　操練這套功法時，切忌緊張或聳肩，整體的動作在熟練後應該一氣呵成，而不會有卡卡、頓頓的感覺，就能慢慢體會此功所帶來的舒暢放鬆感。

二步點

攻守相當，此功重點在調整與平衡。

顧名思義，二步點就是走兩步點一次腳，功法腳步與擺手的重點與一步點大致相同，較不同的是**呼吸與腳步的配置**。

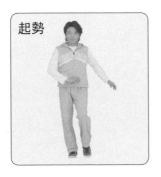

· 做起勢動作。男性準備左腳出步，女性以及肝膽眼病灶者，則準備右腳出步。

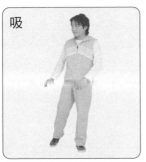

· 走出第一步時「短吸」一口氣，肩與頸保持輕鬆自然不動；換腳走第二步同樣做第二次「短吸」氣，比第一步的吸氣略長，可按照自己的吸氣量斟酌速度及長度，並且扭動脊椎，頭擺至點腳方向，雙眼平視，此時可將注意力放在感受湧泉穴的踩踏與重心的平順前移，將全身重心轉移到前腳為止。

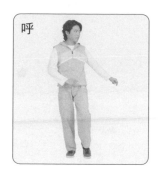

呼

· 呼氣時與一步點一樣，輕輕提起後腳，並在前腳中心點旁約與肩同寬處，以腳拇趾氣端穴輕輕點地，並略以身體重心按壓穴位；緩慢、確實將動作完成後，再換腳出下一步，持續以「吸一吸一呼」搭配「走步一走步一點腳」的節奏，走二步點一下。

· 二步點由於會重複點踏同一腳，所以操練時請注意時間，練到一半時（約 7 分半鐘左右），必須停下來做三開合後換另一隻腳起步，以求能量的平衡對稱。完成後再停下腳步做三開合，略為休息 5 分鐘。

二步點功功法（右腳圖例）

1. 腳拇趾點地
2. 右腳跨步同時重心轉移至右腳（一次吸）
3. 左腳跨步同時重心轉移至左腳（一次吸）
4. 右腳至左腳旁的 10 公分處，腳尖點地（呼）
5. 依同樣步驟反覆

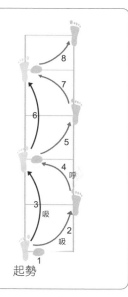

三步點

扶正祛邪，此功重點在補。

動作重點就是走三步點一下，**它與一二步點不同的地方除了步數為走三步後，不提腳，直接側身點腳外**，點壓的穴道也不一樣。一、二步點為按壓氣端穴位，三步點則變成腳拇指外側的隱白穴，並可連帶刺激內側的大都穴。

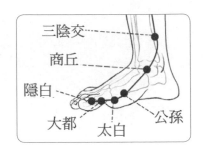

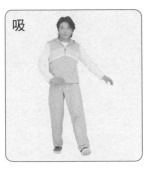
吸

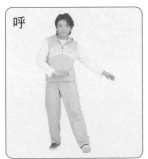
吸

・ 做起勢動作。男性準備左腳出步，女性以及肝膽眼病灶者，則準備右腳出步。

・ 第一、二步各做一個吸氣，第三步做長呼不收腳，同時將身體與胯順著後腳的方向側身，將腳跟略跟著身子順移，讓側面隱白穴點觸地面，再將身體重心緩緩後移一些，給腳趾穴位加壓；同樣地，緩慢、確實將動作完成後，再換腳出下一步，持續以「吸一吸——呼」搭配「走步一走步一走步」及「側身點腳」的搭配方式走 15 分鐘。

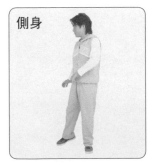
呼

側身

重心後移壓穴

‧ 完成後做三開合，即結束一二三步點整套功法。

三步點功功法（右腳圖例）

1. 腳拇趾點地
2. 右腳跨步同時重心轉移至右腳（吸）
3. 左腳跨步同時重心轉移至左腳（吸）
4. 再出右腳，重心轉往右腳，同時左腳連帶轉側點地（呼）
5. 依步驟 1 相同方式反覆出左腳

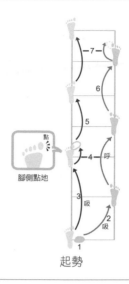

腳側點地

起勢

課後作業

1. 確認自己的起勢動作及起步由哪邊先開始？
   □右邊：女性，或肝膽眼有病灶之男性
   □左邊：男性

2. 循序練習一、二、三步點功法，至各功法熟練。

3. 做預備功後，再練完整的一步點 15 分鐘、二步點 15 分鐘、三步點 15 分鐘，最後收功。至少持續一週每天練習一回，再進行下一課。

「祛邪扶正」與「扶正祛邪」，有差嗎？

　　每次上完這一課，總是會被問到這個問題，祛邪扶正、扶正祛邪差在那兒？不就是文字排列的不同而已嗎？其實，是哪個詞排在前面，就會造成「補」與「瀉」的差異！

　　舉個簡單的例子來說，就像在一個編制有 100 個人的團體裡，其中有 50 人循規蹈矩，另 50 人為非作歹，要怎麼進行調整呢？

- 祛邪扶正的做法，就是直接趕走壞的人，留下好的，因此是「瀉」法；但是總人數變少時，組織運作起來可能會有些人手不足，還是需要補法來支援一個平衡狀態。

- 扶正祛邪的方式，就像再增加 50 個守規矩的人，讓團體中大多數的人是守規矩的，來制衡作亂的份子，使團體能夠正常運作下去，因此是「補」法。可是團體人數增加，有可能會變得擁擠，所以，也不可一味的補，還需要搭配瀉法，維持最重要的平衡。

第七課

定步功與
自然行功

關鍵心法──手摸腳踡、趾高氣昂

走路方法只要稍加調整，健康大不同

在學會一二三步點功之後，要銜接行功及其他衍伸功法動作，
就相對容易多了，這一課我們就要接著教大家行功家族中的定
步功與中度風呼吸法自然行功。比較有難度的是要在動作之中
去領略功法的感覺，還有放鬆的行雲流水之姿，這就必須靠持
續練習來提煉箇中精華，別無捷徑。

定步功

　　大家應該已經發現，郭林新氣功的功法命名都相當淺顯易懂，「定步功」直白地說，就是固定腳步操練的功法，作用在於維持身體的基礎體力與能量。定步功的動作原理來自於行功，利用固定的腳步，藉由身體重心的前後移動，不斷按壓湧泉穴，並且配合吐納及轉體、擺手來帶動氣的運作。

　　因為腳步是固定而非行走的，所以比較不受場地的限制，適合在缺乏練功環境時暫代行功的作用；或是身體虛弱，短期仍不便外出時，也可以在室內練習。定步功的效能僅限於幫助身體維持在少量練功的能量，不會像丟功一樣使能量驟降。嚴格說起來是一個方便練習，效能尚可接受的替代功法。**常練此功雖無法像行功一樣迅速累積身體能量，但對於下焦及腿力增進會有不錯的效果。**在學習自然行功之前，我們不妨花點時間，先將定步功學起來吧！

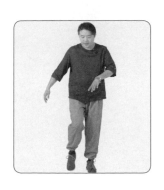

- 點腳上步，男性點左腳，女性以及有肝膽眼病灶者，點右腳，沿 45 度角前斜跨一步至與肩同寬。**注意腳步不要往前跨太遠，站定後可將身體重心前後移動**，試試看是否既鬆且穩，慢慢修正到最適切的步伐。
- 前腳腳尖高翹，重心在後腳。預備動作出左腳者手擺左邊，先出右腳則手擺右邊，內手氣海、外手胯旁。

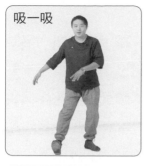

吸一吸

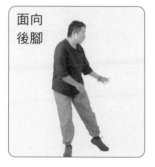

呼氣
側轉

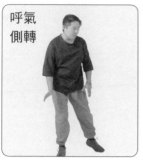

面向
後腳

- 做兩次短吸氣「**吸一吸**」，同時重心從前腳腳跟開始施力並平順前移，後腳腳尖與前腳腳跟為支點，像翹翹板一樣。當後腳腳跟開始離地，前腳腳尖開始接近地面時，雙手往另一方向輕柔擺過，身體順勢向側邊轉，特別注意「腰轉胯不轉」，也就是扭動腰部來帶動身體側轉，但整個胯部仍朝向前方。

- 待前腳腳尖觸地，開始做**長呼氣**；身體持續側轉，直到面向後腳方向、目視側方時，再將重心回移後腳，身體也回到預備動作的姿勢，這樣一往一復為一次。

- 九次後上步做三個開合，再換腳，點腳上步做九次為一輪；定步功一次練功以不超過三輪為原則，過度練習易產生筋絡疲累的情形，反而不好。

一二三步點與自然行功的銜接

　　自然行功看上去就像走路一樣簡單，但要正確地走好自然行功達到功效，要注意的細節可不少！不過有了一二三步點功的基礎後，要練好行功就變得容易多了。因為一二三步點所包含的重點細節大多源自於行功，可以說是分解動作練好了，再把它們輕鬆地串起來練順，

幾乎就是八成左右的行功了。

行功需要搭配的元素很多，包含可見的腳步、擺手、擺頭、擺腰等肢體動作，與看不見的吐納以及重心轉移。 即使已經有一二三步點的功底，一下子要全部合起來做，難免還是會手忙腳亂。因此我們將行功分成三堂課，從動作到感覺的領會，做清楚的解析；大家也不要急著往後學，一個步驟一個步驟確實體會，比快速學會功法更重要。

行功本身既是用行走的方式作為基礎，腳步的正確性自然是首要注意的事，本課將從最基本的呼吸與腳步搭配的協調開始，循序漸進地讓大家學會正確的行功。

風呼吸法（吸一吸一呼）搭配腳步

通常我們會先從最簡單的一般行走方式配合風呼吸法的練習，先熟悉穩定的行進節奏與呼吸調節，方法很簡單：

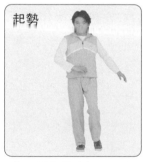

起勢

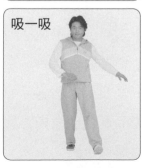

吸一吸

· 起勢動作。男性準備左腳出步，女性以及有肝膽眼病灶者，則準備右腳出步。

· 跨出一步時做兩個短吸氣（吸一吸），第二步為單一個呼氣，第三步時又返回與第一步一樣的兩個吸氣，如此持續地「吸一吸一呼一」、「吸一吸一呼一」練習。

· 練習時間，起步後約二十分鐘，停下腳步做三開合結束；休息五分鐘後，換另一腳起步，同樣練習二十分鐘後，做三開合結束。一般情況每天練習一至二回，一個星期左右應該就可以輕鬆熟悉風呼吸法與腳步的配合。

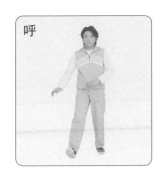

呼

（須注意腳步跨出時，腳尖高蹺、全身重心平順地向前腳移動，一步一步都按摩得到湧泉穴；也別忘了腳趾朝前，以及跨步的寬度要走出「之字步」喔。）

學生時期大家應該都有走步搭配答數的經驗，一是左腳、二是右腳；行功也是一樣的道理，節拍一：是一個腳步搭配兩個短呼吸，節拍二：是一個腳步搭配呼氣。不妨嘗試將「吸一吸」、「呼」想像成是為腳步打拍子的口令，有助於讓身體自然記憶。

自然行功的手腳協調（手摸腳蹺）

在我們熟悉腳步與呼吸的節奏後，就可以開始加上擺手的動作。

平常走路，在走步的同時，雙手應該會自然配合腳步前後擺動；而我們走行功時，擺手的動作則比較像鐘擺般左右擺動，再加上一點撫摸的感覺，而且手指、手掌的方向也都隨著練功者的生理狀況而有所區別（行功的手勢須參照第三課預備功，依照個人的狀況指標調整，這邊就不重複闡述了）

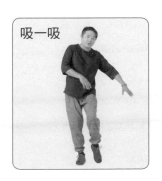

吸一吸

- 起勢動作。將呼吸及全身調整放鬆後，男性準備左腳出步，女性以及有肝膽眼病灶者則準備右腳出步。
- 跨出第一步，當腳跟一觸地雙手立即開始順勢朝另一邊平順擺動；第二步同樣在腳跟觸地時，再往另一方擺動。

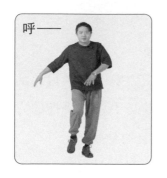

呼——

・ 以每一步腳跟著地為節拍點，整體腳步、擺手、呼吸要在同一個節奏頻率上。

POINT!!

　　這樣敘述看起來如果感到複雜，不妨試試依平常前後擺手的方式，邊走邊調整轉變為橫向擺動，也就會正確的。初練功因為尚未習慣，而肢體不自主僵硬或同手同腳，也是正常的，可以很簡單地看看行進時，**左手掌是否可以對應到抬起的右膝蓋**，對得上就表示手腳的搭配是正確的，反之就錯了，但也不用太心急，停下腳步從頭再起步一次，多練幾次一定可以抓到行功的節奏。

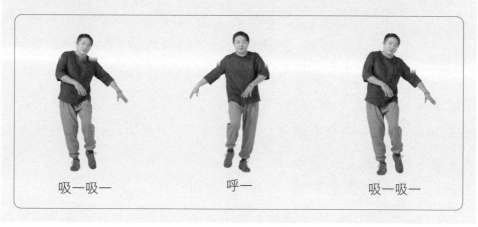

吸—吸—　　　　　　呼—　　　　　　吸—吸—

　　本階段在行走時正確的感受應該是：手腳、重心與腳底湧泉穴踩踏的力道是一致貫通的。後面兩階段再加入的元素也一樣，只是為了讓大家初學時容易一一掌握。所以將功法略為拆解，功要練得好，感受正確是不二法門，如果練功練起來怪怪的，感覺不順暢，那必定是

某個環節出了問題，不妨停下腳步稍作休息，找出問題再出發喔！

對於平常走路沒有擺動手臂習慣的人來說，這會是一種新的學習；而對於平常就會擺動手的人來說，只是一種方向的轉換。當然**行功的擺手除了與腳步搭配外，也強調手勢的調整，也就是手掌、手指的方向問題，一定要做正確，才能發揮功法辨症施治應有的功效。**

更重要的是整個肩、頸與手臂的放鬆與輕柔，因為一旦緊張用力，經絡的暢通就會受影響，不用太久就會感受到僵硬或痠痛不舒服，正確的練功是會通體舒暢的。有很多學員因為工作長時間使用電腦，或姿勢不正確，非常容易產生肩頸僵硬、腰痠背痛的問題，只要願意每天花點時間練功讓筋骨關節放鬆，這些困擾就能迎刃而解！

要輕鬆正確唯一的辦法，就是投資時間勤練熟悉功法，讓練功成為習慣，這也是氣功獅我無論在書中或是實際教學時，都會一再強調的喔。

課後作業

1. 每日練習定步功 1 ～ 3 輪；待正式練行功後，即可視狀況調整，不一定需要每日練習。

2. 持續每日練習一二三步點功。

3. 可於練功時或是日常步行時練習腳步、呼吸與擺手的搭配，務必熟練以便加上其他相關細節。

自然行功在爬山時的妙用

郭林新氣功特有的行功，不但在抗癌、養生等功效卓著，也可以運用在日常生活中，讓身體自然而然變健康。尤其氣功獅非常推薦將自然行功融入登山健行的活動中，一是因為登山區往往山明水秀、空氣清新、充滿芬多精，如果有瀑布或湖泊，還會有負離子，大自然可說是最棒的能量場。在這樣的環境中練功，加上踏青的心情往往比平時輕鬆愉快，感受與效果自然就比在一般公園來得好。

再者，如果登山健行、爬階梯時容易氣喘吁吁，也可以嘗試運用風呼吸法，一腳吸吸、一腳呼地調整呼吸，你會發現走起來輕鬆多了，也不會有喘不過氣的感覺囉。

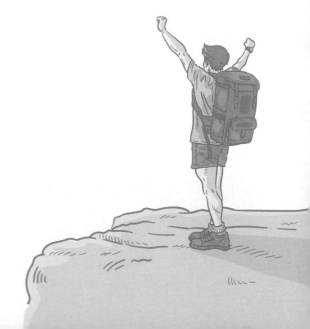

第八課

自然行功──
擺頭與擺腰

擺頭，正吸側呼　搖動天柱

擺腰，一搖一轉　扭動橫膈

習慣腳步、呼吸、擺手的節奏後，是不是覺得走自然行功非常
輕鬆又舒服呢？只要保持住節拍感，再加上擺頭其實一點也不
難。至於擺腰，就需要更充足的體會，一般來說勤練 1~2 周
左右，才能掌握擺腰的動作與感覺。

擺頭
——兩步一擺，正吸側呼

功法示範影片

擺頭的目的是為了搖動天柱穴（附圖）。

天柱穴的主要任務是循著膀胱經，將強勁的陽熱之氣上引到頭部。搖動天柱能改善頸部以上的大多數問題，提神醒腦、化氣壯陽、即使肩頸僵硬，也都能發揮良好的功效，是相當重要的一組穴位。持續操練行功一定要學會搭配擺頭的動作，才能達到由腳至頭全面性的成效。

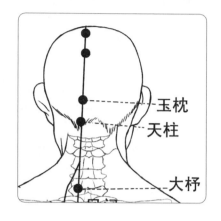

那麼擺頭要如何搭配在行功之中呢？前面的練習，走的行功視線都是平視前方，現在則要加上每走兩步，轉頭一次的動作。

從跟呼吸的配合來說，在風呼吸法的「吸一吸一呼」中，我們採取「正吸側呼」，也就是面朝前時做兩次強吸，將頭轉向側面後，再呼氣。至於頭該擺向哪一邊，也有簡單的記憶與判斷方式：

起左腳，頭擺右邊；起右腳，頭擺左邊

那為什麼是走兩步轉一次呢？行功要持續四十至五十分鐘，那麼長的時間，如果每一步都轉頭，很容易就頭暈眼花；因而將轉頭間隔開來，頻率減半以兩步一擺頭，恰好解決了這個疑慮。

轉頭的做法說明如下：

兩步轉一次頭時，我們將兩步分為四個節拍。以先踏出左腳為例：

兩個步伐（左腳、右腳、左腳、右腳）分為四拍兩個呼吸（1.吸一吸 2.呼 3.吸一吸 4.呼）。那麼轉頭的時機就在 3 與 4 之間，然後第四拍呼完之後再將頭回正，然後才做下一次的吸吸。

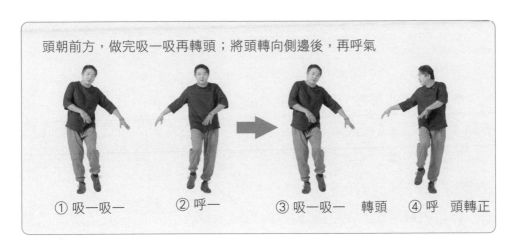

頭朝前方，做完吸一吸再轉頭；將頭轉向側邊後，再呼氣

① 吸一吸一　　② 呼一　　③ 吸一吸一　轉頭　　④ 呼　頭轉正

　　簡單地說就是「吸一吸（正面）、呼（正面）、吸吸（正面）接著轉頭到側面呼（側面），呼完後將頭迅速回正」。

　　如果這時候還是覺得頭暈，會是怎麼回事呢？提醒大家注意下面兩個小細節。

· 在「正吸側呼」的部分要注意「定點」的問題，絕對不要一邊轉頭一邊做呼吸。正面「吸一吸」、側面「呼」，是兩拍乾淨俐落的節奏。在剛開始練習擺頭時，常見的錯誤是將第二個吸拉長，從正面一直將吸氣延長到轉向側面，然後再從側面一直呼氣到轉回正面，這樣就容易頭暈目眩。

· 目光盡量不要聚焦。如果目光聚焦在某一件物品上，在轉頭的同時眼球也會跟著轉動而導致頭暈。但是又不能閉著眼睛練習

走行功，怎麼辦呢？最好的辦法就是在眼睛不聚焦的呆視狀態下練習，如此一方面不容易分心，另一方面也不會發生跌倒或碰撞等危險。

擺腰

輕鬆自然地擺腰，是行功中最不容易學的動作。這部份很需要用時間慢慢累積，我透過二十餘年教學經驗，在本書中將擺腰的動作細細拆解說明，讓大家可以根據要領，用較少的時間學會這個極其為重要的細部動作。

行功的腰部動作來自五禽戲的鹿戲，擺動腰部的目的，除了搖動脊椎，活動這些較少動的關節之外，也能活絡筋骨與經絡，而更重要的深層效果，就是能扭動橫膈膜（附圖）。

橫膈膜是位在胸腔與上腹之間一層肌肉組織，我們人體的重要臟器也都分別排列於橫膈膜的上下兩側。一般的運動很難活動或按摩到橫膈膜與臟器，而我們行功中擺腰的這個動作，恰好可以搭配上橫膈膜在呼吸時，上下移動的頻率，藉由一擺一扭的規律活動，來達到使內臟都能運動的效果，正所謂戶樞不蠹、流水不腐。而對五臟六腑最根本的養生保健方法，就是使其保持在適度的運動狀態，這也是郭林新氣功效能卓越的精妙之處。

在了解擺腰的目的與原理之後，那麼我們要怎樣正確地將它與行功搭配呢？

要想好好地運動到每一節脊椎，那麼在頸椎的部分可藉由轉頭的方式活動；從肩頸以下一直到骨盆，一整條脊椎，就必須要靠肩膀與

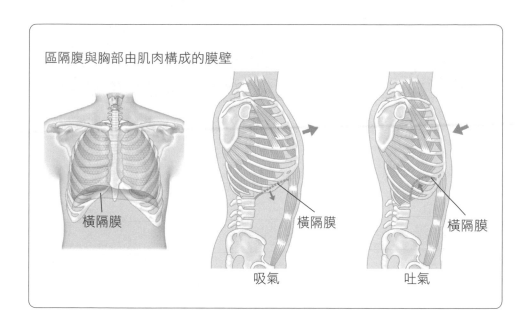

區隔腹與胸部由肌肉構成的膜壁

橫隔膜

橫隔膜

吸氣

橫隔膜

吐氣

胯的相對運動關係來帶動練習，會比較容易，這同時也帶有擺腰的動作。

　　我們在走行功的時候，以頭的位置做為重心的指標，頭到哪裡重心就到哪裡。頭的位置一定會與前腳在同一個垂直點上（也是因為腳步跟隨重心跨出的關係），所以跟著腳步的身形就會是：

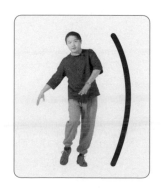

・ 跨出左腳時，頭、手與腳都同時往左前方移動，此時脊椎會略呈「）」這樣的倒 C 型。

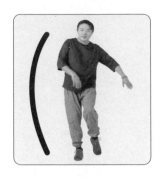

· 接著跨出右腳時，頭、手、腳又同時往右前
方移動，而脊椎也跟著彎動為「（」C型。
記住在擺動脊椎時，切莫有彎腰駝背的姿
態。

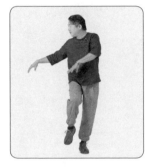

· 第三步要轉頭時，脊椎則隨著擺頭方向轉動。

　　如此一次擺動、一次轉動，就能讓橫膈與脊椎有不同方向的運動
方式，也讓臟器達到被動運動的效果。

　　另外，現代人往往有久坐的問題，所以腰部兩側肌肉會變得僵硬，
也就容易產生腰痠背痛、下半身循環不良等不適症狀。在練行功當中
可讓腰部有輕鬆而持續的充分運動，就能慢慢地獲得改善。

　　擺腰的動作對初練者較難掌握，不過，一旦開竅抓住感覺後，也
就不容易忘掉，還是一句老話：勤練就對了！

行功的練功時間

　　數十年來，全民運動的風氣不斷成長茁壯，全民養生的思維也漸
漸成熟，**對普羅大眾最有益也最能被接受的運動要素，一是「緩和」，**

二是「**持續**」，而行功的練習正好完全符合這兩項。那麼行功一次要練習多久呢？針對不同狀況，有兩種不同的練功方案：

- 一般養生保健者，起步腳持續二十分鐘後，停下腳步做三開合，並靜靜休息五分鐘後，再換邊，繼續走二十分鐘（共約四十分鐘，加上休息的兩個五分鐘，總共約五十分鐘），即算完成。

- 癌症或其他重症、持續力較弱的練功者，可將行功分為較短的三段練習，起步腳行走十五分鐘後，停下腳步做三開合休息五分鐘；換腳起步行走十五分鐘，停下腳步做三開合休息五分鐘；再度回到起步腳再行十五分鐘後，停下腳步做三開合結束（三個十五分鐘等於四十五分鐘，再加上三次休息氣化的時間，大約一個鐘頭即算完成），只要將每一節的時間縮短，體力不好的人也能輕鬆練習。

課 後 作 業

每日練習順序：

- ☐ 預備功
- ☐ 一步點 15 分鐘
- ☐ 二步點 15 分鐘
- ☐ 三步點 15 分鐘
- ☐ 自然行功（依照課程內容選擇自己適合的方案）
- ☐ 收功

營養食譜──餛飩

說起氣功獅會包餛飩，是有故事的。

我的學生幾乎 90% 以上都是癌症患者，飲食對他們往往帶來很大的困擾與矛盾。有的家人認為吃肉問題多，希望他能改吃素食或生機飲食，當被強迫改變飲食習慣時，胃口也會全無。有的是因為化療影響味覺，難得有想吃的東西，當真的吃到口，卻又覺得食之無味、難以下嚥。還有些是身子過於虛弱，或是病灶在消化系統方面，什麼都吃不下，以至身形日漸消瘦。而體重是癌症患者最需要保持的重要指標之一，若因無法攝取足夠營養而造成體重持續下降、心情欠佳，不但對病情不利，也會影響氣功的學習效果。

我曾因緣際會向餐飲業友人學習包餛飩，靈機一動想到何不包些餛飩給學員們吃呢？餛飩皮滑嫩，餡料又可加入細緻的絞肉、多樣化的蔬菜、蛋，營養豐富且極易入口，即使食慾再差，吃幾個餛飩補充體力也不會過於勉強。如果擔心豬肉的品質安全，市面上也有許多穀飼豬、安心豬肉可供選擇。於是跟學生分享後大受歡迎，還被要求團購！本書就將這道餛飩食譜提供給大家參考。

材料：絞肉一斤、餛飩皮一包、醬油少許、雞蛋一個

調味料：鹽、香油、白胡椒粉、油蔥酥適量

作法：

1. 絞肉加入約一湯匙油蔥酥再剁細，為了讓口感更細緻，肉最好剁成接近泥狀，油蔥酥也要注意剁細，才不會影響口感。

2. 放進攪拌碗中並加入調味料，循同一方向攪拌至完全均勻。

3. 包餛飩的手法眾多，就像氣功各門各派各不相同，氣功獅在此
   教大家一個最簡易又工整的包法：
   先將餡料填入餛飩皮中央，大小以包得住不露餡為原則，然後
   將餛飩皮對折為正三角形，將三角形左右兩尖角向上折，與上
   角對齊於餡料上緣捏合即可。

4. 煮餛飩時，務必注意等水滾後才將餛飩放入鍋中。如果現包現
   吃，餛飩一浮起來即可；若是冷凍過，浮起來後，可再多煮 30
   秒左右。

　　依照個人喜好的口味與兼顧營養均衡，餡料中也可放入其他切碎
的食材，如高麗菜、蝦仁等，或在湯裡添加蔬菜、蛋包甚至是牛肉湯，
成為獨一無二的私房餛飩。

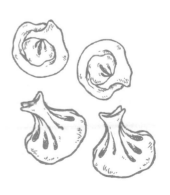

第九課

自然行功進階與咽津法

關鍵心法——謹記圓、軟、遠

得意即可忘形

本節課程要將自然行功的各部份動作與導引相互融合整合，從腳步、擺手到轉頭、擺腰，並與呼吸法連成一氣，以達到疏通全身經絡、通三焦（簡單地說三焦的主要生理功能是通行元氣與作為水液運行的道路），將所有動作的部分練熟練順，才能放鬆體會更深一層的意境，我常說練功必須「得意忘形」，就像武俠小說中說的無招勝有招的境界，將一門功夫練到完全自然輕鬆，才能發揮最大的效果。

自然行功的能量與氣的帶動

　　跟著本書循序漸進學習到這裡的各位，應該已練功月餘了吧！是否回想靜心觀察身體的精、氣、神有何改變？這一課我們將放慢腳步來談談自然行功是如何導引全身的氣與能量，希望能帶給你更深刻的體會。

　　自然行功在行進時，以腳步踩踏按摩腳底的湧泉穴，將氣往上帶至腎俞穴；再藉由擺手的動作，在左、右環跳穴與氣海穴之間形成能量的流動。縱向通行任督二脈，橫向活絡帶脈及橫膈膜。手指與手掌依據指標調整補瀉與強化心臟血液功能；而擺腰則帶動脊柱與橫膈膜、內臟的運動。風呼吸法的「吸─吸─呼」能在肺部形成高壓氧，大量吸收氧氣，提高肺泡的氧氣交換率，

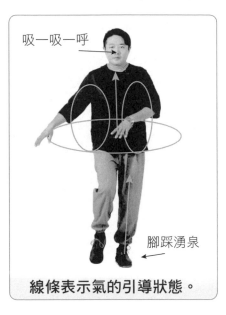

吸─吸─呼

腳踩湧泉

線條表示氣的引導狀態。

以及血液含氧量；轉頭搖動天柱穴，將氣血運行到頭部，使氣血無論是縱向或橫向、由內而外，皆能順暢運行。

得意忘形，鬆、靜、自然的行功奧義

　　郭林老師曾說過，當老師不在身邊時「圓、軟、遠」三個字便是隨身的指南。

　　圓──也就是功要練得正確有效，動作要圓融，不可僵化。

軟——肢體要柔軟，避免使用硬力去完成動作。

遠——眼光要遠大，不可被眼前的事物所羈絆。

這三個字，不僅練功如此，待人處世不也是這樣嗎？

如果「功法100％正確」跟「放鬆」，兩者只能選一個，我會選「放鬆」。

曾有學員功法學得相當好，但或許是個性與心境使然，就是練不鬆，因此在功效上較難以更上一層樓。若能充分放鬆得氣，則表示練功時心情較為平和愉悅，通常動作不會偏差得過於離譜，只要略加調整即可。

我在師範大學教過一個學期的郭林氣功通識課程，發現年輕人學起來真的快速精準，可以在很短的時間內將所有的功法全部學完。但是學過不等於學會，學會不代表練會，練會不見得體會。而練功著重在體會，才能**將「練功」變成「煉功」，前者是物理性的，使其成為慣性，之後才會有後者化學變化產生本質上的改變**，進而改變整個體質。（因此隨著功法的日漸熟悉，後續課程中我們也會更常用「煉功」一詞）。

更進一步說，因為我們日常生活太習慣用「頭腦」來思考與記憶，反而讓我們遺忘了自然而然的放鬆感與細胞的記憶。加上身體活動量不足，情緒鬱結又無法得到適當的釋放，疾病便由此而生。因此在練習氣功時，除了功法本身外在的「形」，還要同時調整心情，讓自己在練功時放下大腦，全然信任自己的身心，體會每個功法、每個動作的目的，就是其中的「意」，然後放鬆地練功，才是健康喜樂的終極之道。

咽津法

我們在練功當中，雖然不能飲水（因水能滯氣，風能散氣），但練功中因舌抵上顎，可接通任督二脈並生津液，尤其在走行功時，會發現口水非常豐沛。

練功當中所分泌的唾液，古今都有研究與記載。古時候將津液稱為瓊漿、金津玉液、玉泉、華池、醴液……等，如古籍《**保生要錄**》有云：「**常以舌柱口齒，聚清津而咽之，潤五臟、悅肌膚，令人長壽不老**」；氣功古籍也記載：「**氣是添年藥，津是續命芝**」。**現代醫學則發現，唾液中含有多種有益人體的免疫細胞、激素和酶，除了有益消化系統，還可灌溉臟腑、防止衰老、修復組織等諸多作用**，所以千萬不要亂吐口水，要使用正確的方法吞嚥導引，使其發揮最好的效能。

「咽津法」它雖不是個功法，卻是練功者必須學會與了解的一個方法。自古就有流傳許多吞津養生術，據傳宋朝大文學家蘇東坡每天都會口含芡實咽津呢！郭林新氣功搭配功法的特色也有自成一格的咽津法，做法很簡單：

如我們在練功中感覺有許多唾液時，可以先將功法完成，或是直接以三開合暫停功法，雙手交疊在氣海穴（男性左手在下，女性右手在下），動作整體就像預備功的中丹田三呼吸一樣。接著閉目觀想唾液由口中緩緩由上而下滑落至氣海穴，一口唾液分三次吞，完成後做幾個自然呼吸調一下氣，即可繼續練功。

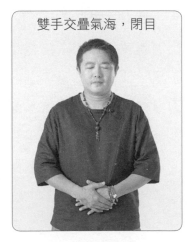
雙手交疊氣海，閉目

自然行功常見的 NG

與自然行功配合的每個部分細節，已詳盡介紹完畢。只要按照進度一步步學習，應該可以正確地練好行功。但根據我的教學經驗，學員們在不斷練功的過程中，縱使認真學習、練習，還是會有一些以前累積的慣性，難以在短時間內改變修正。所謂「失之毫釐，差之千里」，一點小小的細節，有可能使一個好的功法效能大打折扣，使練功者的信心受挫而逐漸怠惰。為了防止這種憾事發生，特別在此列舉十種發生率極高的錯誤，以及自我檢視修正的方法，以便學員自己練習時可以馬上發現，並修正問題所在。

同手同腳：這個問題很普遍會發生在學功不久，以及平常走路就不習慣擺手的人身上。同手同腳，走起行功不但重心失衡，左右的導引也會跟著亂掉。不過，**只要檢查左手是否能夠與抬起的右膝對應即可知道有無偏差。**

腳步問題：

內外八字：這是平時走路累積的習慣，會直接影響氣脈的通暢，必須從日常多加注意修正。

腳跟拖行：走路時發出嚓嚓聲是因為腳跟拖地了。因此，重心與穴道的踩踏也會變得不確實，應盡可能避免。

腳板翹起：若將翹腳趾做成翹腳板，走起來腳掌的前半部觸地的力量會過大，甚至有啪嗒啪嗒的腳步聲，久了容易產生小腿痠痛的情況，而且無法有效按摩湧泉穴，氣引

至腎盂。

步履顛簸：簡單說就是走起來會有一跳一跳的感覺，可能是腳的用力不當，或重心的移動錯誤，感覺好像踮腳尖走路躡手躡腳的樣子，步行不平穩、全身起伏不斷；**身體顛簸，則氣難靜定，氣不定，則神不閒，練起功來就容易感到疲累。**

擺手問題：擺手最忌關節不鬆，氣則不通。常發生的錯誤，如手腕過於用力，手臂直挺挺的；以及擺手的方式應該是略往下盪，如鐘擺的弧線，而非在氣海穴前方向外畫半圓。

彎腰駝背：練功切不可彎腰駝背，所謂「垂頭喪氣」正是形容這種不良姿勢所造成的影響，**要「含胸拔背」**，以輕鬆直挺為最高原則。

左顧右盼：新手上路或在不熟悉的環境練功，或是較為嘈雜人多的公園，練功者容易被外界干擾而左顧右盼不專心，有時遇到熟人還會停下來聊天，這些都是練功中不應該發生的事情。**無論外在環境如何，練功都應該保持內心的寧靜，意念專注才對**。如果發現自己無法專心，不妨先停下腳步做三開合，稍加調整再繼續練功會更好。

神情緊張，用力過度：表情緊繃的情形通常會發生在風呼吸法「二吸一呼」的練習初期，正因為專注於調整呼吸而使得呼吸變得緊張、刻意且不自然。動作上為了求正確標準，而使身體呈現一種不自主的緊張狀態，不見得是心情緊張所造成。這些狀況只要注意放鬆並多練

習，時間久了自然會改善。

　　剛開始學習風呼吸法時，不少學員反應會產生些微類似暈眩的興奮感，或是有點喘不過氣的感覺。這多半是因為呼吸時太過刻意用力，使身體或腦部一下子接受過多的氧氣而不適應，所產生的反應。如果感覺不會不舒服或產生危險（通常不會是真的暈眩到重心不穩跌倒或暈倒），可以將呼吸的力道暫時減小，或不必停下腳步而立刻轉換為長呼吸，調整幾次，等不適應感逐漸消失後，再重新調整回來即可，請千萬不要驚慌而停功。

　　左搖右扭：在擺腰的動作還未能充分掌握之前，很容易變成扭屁股；如此便無法正確扭動橫膈膜，因此，也就無法活動到臟腑，須注意並加以調整。

　　偷斤減兩：走自然行功有時會發生學員時間未走足，像是只走右腳起步，擔心時間不夠或覺得累了，就不換左腳起步。一套功沒練夠練足就喊累、喊停，或急著練下一套功，這些都是練功當中不該發生的事，未達功效驟然停功，不但浪費前面的時間，也容易造成導引不全而氣血不順，千萬要注意。

　　一曝十寒：練一天功休息三天，雖然不會造成什麼傷害，但對自身能量的累積（也就是功力）並沒有什麼幫助，久而久之就會慢慢倦怠，所以要練好一門功夫或做成一件事，理當持之以恆，而且不應該有因循苟且的心態才好。

課後作業

每日練習順序：

☐ 預備功
☐ 一步點 15 分鐘
☐ 二步點 15 分鐘
☐ 三步點 15 分鐘
☐ 自然行功
☐ 收功

中醫觀點──漢方茶飲

　　生脈茶具有降脂、降糖、補氣養血且抗衰老的藥茶方，是男女都適合的飲品。對於經常熬夜、體力透支、容易上火、陰虛體質又肺氣不足等症狀的人，效果都很不錯，經常飲用，對體能的提升有一定的幫助。

生脈茶的功效有

1）改善久咳：能斂肺滋腎，改善肺、腎循環不暢，改善久咳的困擾。

2）提振精神：能促進血液循環，提振精神，不易感到疲累，能提高工作效率。

3）生津解渴：經常感到口乾舌燥的人，生脈茶是能解除口乾，可以生津解渴，又可以增進身體防禦能力的好茶。

沖泡方法：

材料： 水 500CC、黨蔘 10 克、麥冬 10 克、五味子 3 克

方法： 將全部材料加入 500CC 的水煮 10 分鐘。濾汁後，即可飲用。

貼心提醒： 五味子有收斂作用，如有發燒而汗不出時，不宜食用。

資料來源《泡杯養生茶》

第十課

特快行功
——搶救功

郭林新氣功抗癌的第一張王牌

特快行功,又稱「搶救功」、「救命功」,是針對重症或癌末

學員,必須與時間賽跑的快速強瀉功法。

特快行功的練功時機與功效

功法示範影片

有一段特快行功歌訣，可以完全表現此功的效果與功法須知，收錄如下：

特快行功祛邪強，郭林謂之搶救功；

一吸一呼疾促行，呼吸強度他聞聲；

重心稍前用慣性，腰鬆腳輕行如風；

六步轉頭走小步，兩手擺動小幅度；

上限定為二十分，適可而止量力行；

起步由慢逐漸快，收步漸慢穩中停；

此功上午要練完，下午晚間不要用；

一量二度與三小，強藥必須量適度；

速度步子與轉頭，不喘不累體舒服；

化放療時要注意，改作中快最適度；

若要腫瘤去無蹤，勸君練好特快功。

郭林老師將特快行功稱為「搶救功」、「救命功」，是針對重症或癌末學員，必須與時間賽跑的快速強瀉功法。

此功特別適合搶救期與鞏固期的持續練習，練功得宜可於最短時間內感受到氣感與身體狀態改善等功效，如果練功環境空氣品質優良的話，練起來更是效能卓越。

「特快行功」光聽名稱就可知施功時行氣快速，**主要是採用強度風呼吸法配合疾速行走的步伐**，能大量吸氧，讓肺呼吸的頻率加快，對胸腔與腹腔的臟器，形成快速頻率的按摩，使心臟加快血液循環的

頻率與力道，「形帶氣運、氣催血行」，達到活血化淤、軟堅化結的強瀉功用，因為功效強烈，可以達到短時間搶救、瀉除病氣的成效。

如同即將熄滅的火苗，我們要用強力而快速的煽風動作將它搶救起來，但也不能一直持續煽風。特快行功亦然，因此，練功時間限定為一次二十分鐘（每一腳起步各十分鐘）。正因它要求快速行走，所以對體能的要求也相對較高，體能太弱者恐怕也無法一次練足二十分鐘；但也不須因此氣餒，可從自然行功練起，並慢慢加快速度，待體力回復到一定程度，即可練成。

學過行功就知道，行功所要配合的細部動作繁多，而本節的搶救功，要以極高的速度確實地完成這些動作，勢必會有一定的難度。**特快功跟行功雖然列為兩個不同的功法，但是其實同源同理**，若初學者依照自己的體能，將兩者混合練習也不會有衝突產生的，請學員們不用擔心。凡事起頭難，練功初期因為動作不夠熟悉，也比較沒有體會，所以感覺坎坷，只要多加練習熟悉了、體會了，便能如行雲流水般順暢，那也就是開始享受成果的時候了。

特快行功功法

特快行功是行功的衍伸功法，動作要領也和自然行功沒有太大的差異，不同的是速度和呼吸方式。由於呼吸速度快、頻率高，會來不及做「吸一吸一呼」，所以將呼吸方式變成「一吸一呼」，並且**每一步都要擺頭呼氣、正吸側呼**，功法動作簡單講解如下：

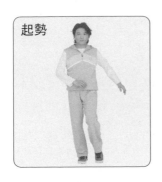

起勢

- 做起勢動作，將呼吸及全身調整放鬆後，男性準備左腳出步，女性以及有肝膽眼病灶的人則準備右腳出步。

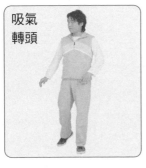

吸氣
轉頭

- 跨出第一步，腳著地時做一個吸氣，手與頭同時迅速擺向另一側（起左腳擺右側、起右腳擺左側）。此時注意肩、肘、腕三個關節不要因為動作快速而變得緊繃，請盡量放鬆，脊椎也注意不要僵硬。轉腰不轉胯並盡量保持身體的柔軟擺動。

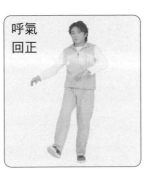

呼氣
回正

- 第二步腳著地時做呼氣（鼻吸鼻呼），快速呼完後將頭迅速回正。
- 持續快走十分鐘後，漸緩停下並以三開合分隔功法，休息五分鐘後，起另一隻腳（改為男右女左，點腳起勢），再做十分鐘後，做三開合結束功法。

　　如果你已經學會自然行功，也可以先以自然行功起步然後慢慢加速，並且改變呼吸法，轉變為特快行功，這也是一種方式。

　　搶救功行走速率約為 180 步／分鐘以上，平均一秒要走 3 步的速度！腳程快、呼吸急，每一腳練十分鐘，如此，即使是一般健康的人都會有點累或是喘。所以如果患者本身體弱或是肺部有病灶，或肺部

郭林新氣功
抗癌與養生的 20 堂課，融合中西醫與氣功的功法

手術後三個月內，都不宜勉強做到這樣的速度，以免對肺部及身體產生太大的壓力而發生危險。

此功重點在於呼吸的調節，強吸強呼，初學時可能會因為呼吸的強度以及每一步都要擺頭而感到有些暈眩，若無法適應也可先將轉頭次數減少至四步一轉或六步一轉。在練習中如果感覺到有困難時，不妨將腳步與呼吸稍緩下來，調整一下吐納與身體狀態，再重新加速，非不得已，最好不要停下來。假以時日，身體狀態能配合了，再試著一股作氣練完，也會有功力大增的成就感！

無法一次長時間練功怎麼辦？

從一二三步點、行功到特快行功，算是基礎的抗癌行功功法，如果每日練功算起來應該要做到一二三步點 45 分鐘，行功 40 ～ 45 分鐘（視養生或抗癌而定），特快功 20 分鐘，再加上預備功、收功與中間的休息氣化時間，全程約需要 2.5 小時的練功時間。

部分體力較不理想，或因為家庭、工作因素的學員，最容易產生的問題就是無法一次練完所有的功法。在這邊可以給一個練功的建議，就是將所有的功法分成上午跟下午來做練習，但還是儘量不要把一個功法拆開成兩段來練習。例如可以早晨練一二三步點、特快功，下午練行功。但不要上午練二十分鐘行功下午練二十分鐘行功，這樣兩次練功都達不到良好的效果，雖然分段練習好過不練功，卻也浪費大多數的功時，這是很可惜的。而且一定要記得，如果不得已要分段練功，每一次練功也都要做預備功與收功喔！

另外特別提醒大家，**特快行功要在上午練完，因為順應自然陰陽法則，陽主動、陰主靜**。明代著名醫學家張景岳認為：「陽動而散，故化氣，陰靜而凝，故成形」。因此，以特快功這個速度快、主強瀉的功法，就適宜在上午完成；而下午及晚上宜養陰，應儘量安排補法、動作小的功法或是靜功。這樣的原則也可以做為大家在安排功法與練習時間上的參考。

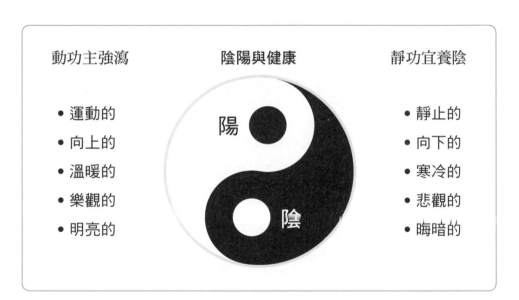

動功主強瀉	陰陽與健康	靜功宜養陰
• 運動的	陽	• 靜止的
• 向上的		• 向下的
• 溫暖的		• 寒冷的
• 樂觀的	陰	• 悲觀的
• 明亮的		• 晦暗的

郭林新氣功
抗癌與養生的 20 堂課，融合中西醫與氣功的功法

課後作業

每日練習順序：

☐ 預備功

☐ 一步點 15 分鐘

☐ 二步點 15 分鐘

☐ 三步點 15 分鐘

☐ 自然行功（依照課程內容選擇自己適合的方案）

☐ 特快行功 20 分鐘

☐ 收功

若練功時間無法一次練完，可於上、下午分段練習，唯須注意特快功應於早上完成。

癌症熱療法

身心整合醫學醫師／新竹欣安診所
阮慶定院長

熱療法已經有四百年歷史，在歐美先進國家已經發展三十餘年，是常常被運用為放療、化療之外的癌症輔助療法。

九成的人幾乎都是寒性體質，或內臟偏寒，導致氣血循環不好，相對血管容易收縮、不易釋放熱量、血液循環不佳，較適合癌細胞生長。

醫學研究發現，癌細胞對溫度相當敏感，若體溫上升至攝氏 39 ～ 41 度，癌細胞就會開始受到傷害，慢慢凋亡。

有一種全身性熱療法是利用遠紅外線、近紅外線與紅光熱度，針對深層組織加熱並將核心溫度提高到 38 ～ 39 度，不但能提高體內微循環，喚醒免疫系統，也可以舒緩癌症患者，因進行化療、放療所產生的副作用。

但需要特別注意，凡急性發炎、心肺衰竭、腦及四肢循環功能較差者，都不適合進行熱療法；若要採用熱療法作為輔助治療，還是需經過專業醫師評估建議，才能確保安全與效果。

第十一課

正向的煉功意念導引

郭林老師有言，意念導引是練功成功的關鍵

前面我們談過五大導引的總論，而課程進行到這兒，諸位對於功法的「形」都有一定程度的熟悉領會，是時候更深入探討「意念導引」。

意念、正能量的重要性

還記得我父親在開刀後，因切除非常多的臟器與組織，出院後身體呈現佝僂、無法直立的狀態。但他寧可拄著拐杖，就算必需經歷三次紅綠燈、被往來車輛按喇叭，才能順利過一段馬路，也不願整天躺在家裡。他這種積極正向的求生意志，在他的奇蹟抗癌歷程中，是功不可沒的關鍵因素。

在教學中我也常發現，每一位學員或多或少都有心結，有必須面對控制欲強的親人，也有多年前感情挫折一直尚未復原的人，或是對兒女過於擔憂，或是抱著怨恨，「我都已經生病了，為什麼他們還不對我好一點？」而將自己的情緒與渴求放在其他人身上，因此無法得到內心真正的平靜。

天地萬物有陰就有陽、有光便有影，諸事有吉亦有凶，情感有喜也有悲；而能量就如電與磁一般有正也有負。我們常聽人說要心存善念、要多往好處想、要開心地活在當下，究竟是什麼道理呢？這些善的、歡喜的、正面的能量真的能被意念引導而來嗎？

有人存疑說：「我們練功不就是吸氣、吐氣，加上一些功法動作，跟這些有什麼關係呢？」其實關係相當密切，而且調整心念的重要性並不亞於練功本身！**身、心、靈三者本就有千絲萬縷的因果關係，沒有正面豁達的心靈，便難有健康的身體**。在第四課我們曾提及情緒與五臟的關聯，這多半是由情緒的傳導而影響體內諸多內分泌與激素等，而直接或間接影響到臟器運行，這是可以透過科學及醫學的理論去理解的。

那麼正、負能量對我們有什麼影響呢？有一種說法叫做「吸引力

法則」，就是說正向思考吸引正面能量，因而使人幸福平安健康。反之，負面能量也受到負面思維的召喚，最終可能帶來疾病與災禍。所謂心病要有心藥醫，若要有健康的身心，首先要能寬心，當一個人的內心充滿怨懟，是很難把身體養好的。

我們常說：甲這個人很正面、乙那個人很負面，當遇到同樣的一件事情，在甲乙兩人的眼中可以是天堂與地獄的分別。打個比方：某天出大太陽，甲會說：「今天天氣真好，曬曬太陽、流流汗多舒服呀！」，這是正面的說法，但乙卻說：「熱死了！還不如待在家裡」。這類的話我們也常說，也覺得沒有什麼，但這其實就是一種常見的抱怨，負面能量往往就來自於人的一點小小的抱怨。那麼該如何把這個抱怨轉換掉呢？真的覺得太熱了，我們可以用另一種思維，帶有祈願地說：「如果能夠涼快一點就好了」，這種方式叫做用許願代替抱怨，只要做到不抱怨，負面的能量自然會漸漸遠離我們，福雖未至，但禍已遠離。保持好的心態與心念，練功便少了內心的罣礙與負擔，自然能發揮奇效。

不易出偏的意念導引

「意念」是無形的，因此意念導引也不容易掌握；然而意念導引是進入氣功態，將練功效果深化、內化的重要環節。各家古氣功及武術都有意念導引的運用，有些須藉由意念引導的內氣走經絡、穴位、病灶，而最常見的則是「意守丹田」。但對沒有功底的初學者，或心緒不寧的練功者，同時要兼顧功法動作、呼吸吐納與意念，一不小心就可能出偏。

但也不需過於擔心，郭林新氣功與其他古氣功還有一項不同之處，就是意念導引採「守外不守內」的「悟外導引」主張。由於大多數練習郭林新氣功的人，都是抱著治病抗癌的目的而來，有與病魔抗爭的時間壓力。對經絡與穴位等基本的構成，也不十分熟悉或了解，而要入靜、入定做導引（或冥想），也非一朝一夕能做到，所以並不適合做體內的意念導引。

郭林氣功所採用的悟外導引，就是一念專守體外的美好景物，或是使用能讓自己平靜愉悅的詞句，以一念代萬念，使人容易排除雜念而將心靜下來專注練功，而且安全不易出偏走火，也能達到最好的練功效果。

說明到這裡，對於如何進行意念導引，或許還模糊，接下來我們從初學的概念到細則，慢慢帶大家進入意念導引的境界。

第一步：專注寧靜的動功意念

練功初期因為不熟悉所謂入靜、入定，而難以專注練功，是很常見的狀況，更遑論順利運用到意念導引。我們練功的環境，很難在人煙罕至的深山仙境，往往是公園或人來人往的公共場合，有些人容易害羞，練起功來也顯得彆扭，或是遇到認識的熟人鄰居，不打招呼又覺得不好意思等，這些狀況都會影響初學者不易進入氣功態。所以練功時的專注寧靜，也是需要充分練習與長時間凝聚的，尤其在做動功時，該如何保持內心的專注與寧靜呢？

第一步要做到的就是「視而不見、充耳不聞」。我們在練動功時為了安全著想，眼睛當然不可能閉起來，但得練習「眼不聚焦」，也

就是不要把視線的焦點聚集在周圍任何人或物上，並盡可能將注意力放在數息，靜心去感覺每一個呼吸的品質，並以吐納來帶動全身的節奏，也要盡可能地感覺自身的重心、肢體的感受與協調，細細品味功法操練時身體的感受，如果周遭環境實在嘈雜，不妨乾脆專心聆聽周圍最遠、最細小的聲音，而將最近、最容易影響自己的聲音忽略掉。因為**唯有內心的平靜，才是真正的寧靜！**

第二步：選題、守題、放題、抓題

經過第一步的專注練習，有所心得後，就可以進一步針對自己的身體狀況，搭配五臟、五行、五色的意念導引。

意念導引分為四個階段：選題、守題、放題、抓題

選題：練功時要專注意念於一個主題，而這主題的訂定是針對自己需要強化的臟器，對應其五行、五色去觀想（參閱 P41 頁表），可以是一個字詞，或一件東西，只要能讓自己感到輕鬆愉快熟悉的事物皆可。

舉例來說，要針對肝癌、肝臟病灶或肝臟較疲弱的人，因肝臟五行屬木，五色為綠，就可以觀想墨綠色且意義正面的字（如：幸福、健康、快樂等……）；或自己喜愛的物件也可，像是一個墨綠色的古董花瓶、一條墨綠色的圍巾。但須注意選題方面要遵循幾個大原則：

1. **選圓不選尖：尖銳的物品對意念容易產生刺激感，不宜作為觀想主題**，例如：鐵塔、刀子、髮簪……等，都不適合；最好是如玉石珠寶、錢幣……等，圓潤無銳角的物品。

2. **選靜不選動：意念觀想以靜物為主。**動物易使意念動搖，難以

平靜，所以也不適合，像是心愛的寵物，雖然令人意念愉悅，但因為屬於動態，就不適合作為選題對象。倘若是將意念放在山林間，那便是觀想遠方的樹而非眼前的樹，因為眼前的樹容易因枝葉搖擺，而影響意念的平靜。

3. **選近不選遠：所謂近並非指眼前景物的距離，而是對觀想物件的熟悉程度**，不要觀想自己不熟悉的物品（如外星人、幽浮……），那容易讓人陷入胡思亂想而偏離主題，因此選題最好在練功前一天就先完成，並試著熟悉它。

守題：完成選題後，練功時就要專注且放鬆地守住自己的主題，輕鬆愉快地練功，避免受到情緒干擾或心有旁鶩，尤其是心情差的時候也要避免勉強練功，因為在那種狀態下，體內容易產生毒素，而且毒素會藉由練功行至全身，後果可想而知。

放題：練功守題當中，假使受到驚擾或心思雜亂，往往難以繼續守題；此時不妨索性放題不守了，看看眼前風景或將注意力放在當前感官（品嚐空氣或聆聽蟲鳴鳥叫也不錯），但要繼續練功，只要心情放鬆，仍可達到不錯的效果。

抓題：放題後如果身心恢復了平靜狀態，就可以再把意念重新抓回來，回到守題狀態，並專注平靜地繼續練功。

課後作業

1. 選定自己的意念導引

   五行屬性：□金　□木　□水　□火　□土
   五色：□白　□綠　□黑　□紅　□黃
   物品或字詞：＿＿＿＿＿＿＿＿＿＿＿＿＿＿

2. 每日練習順序：（搭配意念導引）

   □ 預備功
   □ 一步點 15 分鐘
   □ 二步點 15 分鐘
   □ 三步點 15 分鐘
   □ 自然行功（依照課程內容選擇自己適合的方案）
   □ 特快行功 20 分鐘
   □ 收功

幫助放鬆與意念專注的方法

　　意念的放鬆與專注，說起來很簡單，但是真正要練習時，往往會有雜念一直跑到腦海中，無法讓心思安靜下來。必須經過一段時間進行預備功、收功的鬆靜站立練習。相信大家會同意，其實意念的放鬆與專注也是需要訓練的，而且比動作的練習更不容易！

　　如果練到這裡還是會覺得無法靜下心來，那麼在練習時不妨嘗試搭配冥想音樂，也可以運用精油來輔助，例如尤加利、薄荷、乳香、檀香等精油，都有幫助提高專注力的效果。

　　一開始可以從短時間開始練習，慢慢掌握放鬆與專注的訣竅，再把時間拉長，也能體會到心緒更沉靜，腦袋煥然一新的愉悅感喔。

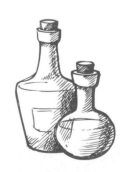

第十二課

升降開合功法
與能量流動

打通任、督二脈，強化精、氣、神

針對上丹田（印堂穴）、中丹田（氣海穴）、下丹田（會陰穴），
以及任脈、督脈，氣血循環的練習。

升降開合的基礎理論與能量感知

在武俠小說中有關氣功的部分，最常聽到「打通任、督二脈」這一句話，真有此事嗎？會不會太過誇張？

在氣功的領域中，任脈與督脈確實相當重要，雖然所謂「打通任、督二脈」未必馬上就能神功護體、稱霸武林、百毒不侵，但對於氣血通暢、抗病養生還是有一定的作用。如果想體會這種通體舒暢感，就把升降開合功法學起來吧！

郭林新氣功中，動作最複雜的功法，升降開合可算是排名第一；但此功不須走步，只要站立於定點練功即可，是一種定功，也是郭林氣功中少數在室內練也能達到良好效果的功法之一。很多學員還沒開始學之前覺得好像很難、很害怕，但學會之後就會愛上它！

這組功法速度宜慢，練起來非常舒服，而且靜心體會特別能感受到能量氣感的流動，功效也很強大，特別適合需要調整血液指標的人，如高、低血壓、血紅素過低、白血球過高或低……等，可作為整體修復與調整的功法。

升降開合功法完成一輪（含轉向共八次）不超過十分鐘，若每天做三輪也花不到半個小時，而且不會感到疲累，非常適合大眾習練。

升降開合功法的理論基礎

升降開合有針對精、氣、神三項能量全面調整與疏通的效能，除了疏經活血外，對於三高也具有調整功能。同時它因為屬於內氣的勢子導引，**對於吐納部分，只要自然通順、鼻吸鼻呼即可**。雖然功法動作本身較為複雜，但只要瞭解功理，逐步學習，多練習一定能熟悉並

喜愛這個充滿能量感的功法。

我先淺顯地描述升降開合的功法，我們可以想像人體上、中、下丹田各有一個氣血循環與淨化器，藉由勢子來帶動能量跟隨血液、經絡以及臟器的流動，並於三個丹田處做氣血的調和，讓不足的地方得以補強、過剩之處得以瀉除。而這幾個穴位，橋接串連了任、督二脈，此功就是在升、

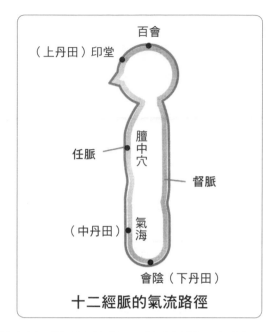

十二經脈的氣流路徑

降、開、合四個動作的變化搭配中達到調整能場、疏通任脈、督脈，平衡上、中、下三個丹田與會陰等重要穴道，只要每天持續練習，即可常保氣血通暢。

相關穴位簡介

學習升降開合功法之前，我們必須先熟悉幾個相關的穴位經脈，包括**上丹田（印堂穴）、中丹田（氣海穴）、下丹田（會陰穴）**，以及**任脈、督脈**。其他派別氣功也有認為中丹田為膻中穴、下丹田為氣海穴，各有理論基礎，這部分我們就不多做討論。

·上丹田——印堂穴

印堂穴主「神」，電視劇常有相士說「印堂發黑」為凶兆，可見若一個人失了神，自然容易體虛氣弱，使邪氣也容易入侵。

上丹田取穴非常簡單，就位在眉心的中心點，印堂穴有醒腦開竅、安神定驚、通經活絡等功效，頭痛、頭暈、失眠、高血壓、呼吸道疾病……等問題，都可以針對此穴做按摩、針灸、艾灸來改善。

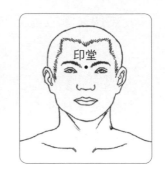

‧ 中丹田——氣海穴

氣海穴主「氣」，是練功納氣的主穴，其重要性前面課程已經介紹過，在此就不再贅述。

‧ 下丹田——會陰穴

下丹田主「精」，與頭頂的百會穴為一直線。百會為陽，接天氣；會陰為陰，接地氣。兩者相互依存，維持體內陰陽氣血的平衡，是非常重要的穴位。

會陰穴位在生殖器與肛門的中間點，從位置不難想像，會陰與生殖系統的健康相關，例如婦科病症、月經不調、性功能不協調……等，都可以按摩會陰穴。

‧ 任脈、督脈：

任、督二脈皆以會陰穴為起點，兩者的走法及經過的主要穴位，我們擇要說明如下。

任脈自會陰起，從身體正面往上，經過氣海、胸前的膻中穴，再往上到嘴唇下方的承漿穴。

督脈則同樣起始於會陰穴，向背後沿著脊椎往上，經由頭頂的百

會穴，再往前穿過兩眼眉心之間的上丹田印堂穴，而後往下行至上顎。

因此我們練功要舌抵上顎，就是為任、督二脈搭橋，有時練功氣一通，甚至會有舌頭抖動的現象呢！

能量感知「氣感」

本課程迄今已過半，各位對於氣感應該已經不陌生，但我相信一定也有不少學員對氣感還是沒有任何體悟，請千萬不要灰心或覺得自己沒有資質，那都是不須要的心態，其實沒感覺也是一種感覺，可能只是不如預期般明顯而被忽略罷了。

能量感（氣感）要怎麼強化或訓練呢？其實練功氣感強並不代表效果好，沒氣感也不代表沒效果。正確的練功心態對於氣感要做到**「不盯、不追、不抓」**，不應該追求氣感。那麼我寫這篇教大家強化氣感，豈不是在打臉自己嗎？其實我主要目的是讓大家瞭解氣感，比較不會在練功中被突然而來的反應驚擾；另外，練功中雖然看不見氣，但若能感覺到它的存在甚至流動，更能提高練功的樂趣，也是一件好事。

首先介紹一下，氣感究竟是什麼？又會有什麼感覺？所謂「氣」、「能量」，打從我們在娘胎有了生命開始，它就一直在身體內運作。在正常狀態下並不會特別有什麼感覺，也不會意識到它的存在，就像每天呼吸的空氣，早就習慣了；但在一般亞健康（沒生病但也不夠健康），或未持續練功的狀態，我們的電位是中等甚至低下，因此不足的能量會讓身體的某些功能效率降低，於是感覺虛弱、疲勞、吃也吃不下、睡也睡不好，接著就生病了。當我們做了某些事讓身體的電充

飽了，電位提升了，一切功能便能正常運作，感覺敏銳，吃得下睡得好（代謝自然也會變好，所以不用擔心過度肥胖的問題），免疫系統整體被提升了，生病頻率也大幅降低，因此，對於電位的突然提升加上自身敏銳度的提高，自然就容易感覺到氣。

每個人對氣的感覺不盡相同，但歸納起來有下列幾種：**冷、熱、麻、漲、痛、針刺感、磁力感、浮力感、肌肉神經性跳動以及打嗝、放屁、打哈欠、流眼淚、流鼻涕等**，這些都是極其輕微，不必過於擔心。

要感受這些不是很明顯的感覺，有兩個要點，一是靜心、二是身心完全放鬆，全然去接受、感受，而不是用任何想像或自我暗示的方式來領導意念，也不要去否定「這怎麼可能是氣感！」，這也是需要透過經常練習才能做到的。

手感的練習重點在於心靜。手感不是練功的必須，但是心靜卻是練功的根本，所以我們藉由手感的專注練習，也可以進一步學習如何平靜內心，也可藉由簡單的動作來帶領單純的意念使氣能夠匯集。

方法很簡單，將兩掌相對於氣海前（指尖方向朝前），相隔約三十公分至與身同寬，肩、肘、腕三個關節放鬆，輕輕聚氣（像是揉壓一個看不見的氣球一般），閉目靜靜感覺兩掌之間形成的能場帶來了什麼感覺，每日反覆練習，必能體會其中的奧妙。

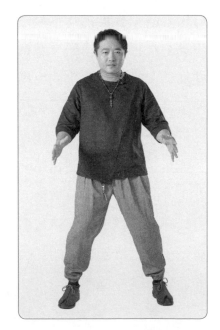

升法、降法與調整法的差異

　　我們說郭林氣功的精妙之處就在「辨症施治」，升降開合既然能使氣血運行順暢，那麼對於不同的血液指標，自然也會有不一樣的練習方式。當我們知道自己有三高或其他相關問題時，又該怎麼針對性地去調整練習的方式呢？

　　一般在血液指標（包含血球量、血糖值、血壓等）偏差不大時，我們只要施以調整法保養即可。倘若血液指標偏差大到已經明顯有感，甚至需要藥物控制的過高狀況，我們採用降法（瀉），而過低的狀況，我們則施以升法（補）。除了每天正確地練功，也要配合健康的飲食作息，通常快則十餘週，緩則半年即可獲得明顯改善。

　　我曾教導罹患遺傳性糖尿病的學生，他每天需要施打胰島素，飲食也必須有嚴格的控制；但練功之後，有一天他很開心地告訴我，他不但胰島素施打減量，還可以吃原本愛吃卻不敢吃的烏龍麵，連醫師也感到不可思議！能有這樣的控制成效，相信勤練行功與升降開合，都是功不可沒。

　　至於升法、降法以及調整法的動作有什麼差異，接下來的課程我們再來詳細說明。

課後作業

1. 確認自己該練：

   □ 調整法

   □ 升法

   □ 降法

2. 每日練習順序：（搭配意念導引）

   □ 預備功

   □ 一步點 15 分鐘

   □ 二步點 15 分鐘

   □ 三步點 15 分鐘

   □ 自然行功（依照課程內容選擇自己適合的方案）

   □ 特快行功 20 分鐘

   □ 收功

郭林新氣功
抗癌與養生的 20 堂課，融合中西醫與氣功的功法

瀉鹽泡澡排毒法

　　有一位學員是從事化工專業領域的學術研究，瀉鹽泡澡是他分享的排毒小妙方。瀉鹽就是「硫酸鎂」，到化工行就可以買到，價格也不貴，我的學生一次都買一大桶。

　　瀉鹽泡澡可以放鬆肌肉、促進血液循環、幫助排毒，還可以幫助排除部分輻射，因此也適合進行化、放療後使用，但需注意權衡個人的身體狀況，可與醫師討論是否適合。

使用方法：

200 公升的水，最有療效的濃度需加入約 4 公斤以上的瀉鹽；大家可依據家中的浴缸水量來計算比例。但是這個濃度相當高，初期可先將 450 公克的瀉鹽浸泡在 500 ～ 1,000c.c. 的熱水中溶解，然後再添加到泡澡水中；較年長或身體較虛弱者，一開始可先用 200 ～ 250 公克的瀉鹽，等到身體適應再慢慢地增加劑量。

泡澡時間約 15 分鐘即可，切記須視自身狀況來調整水溫和時間長度；若身體較為虛弱，最好有家人陪伴，不過家人千萬不可再泡同一缸泡過的水喔！

第十三課

升降開合功法（上）

升開合—降開合—升降開合—升降

女性懷孕、生理期勿練此功

腦血管病變、有腦中風危險者做下開合時不宜下蹲

安全、有效的升降開合功法

功法示範影片

　　升降開合是由創始者郭林老師五禽戲中的「三疊開合」版本延伸而來，其所取的上、中、下三個穴位如前課所述，分別是印堂、膻中與會陰；但是三疊開合在五禽戲中只屬於一個起手勢，**升降開合卻是要導引氣血上下運行，以精（會陰）、氣（氣海）、神（印堂）三點的能量平衡為功法的主軸。**然而，上丹田印堂由於接近大腦前額葉的位置，引氣血衝大腦卻有一定的風險存在，為了功法的安全起見，郭林老師將上開合的動作放在人中（唇鼻之間）的位置，以避免氣血衝腦的不良後果（可能腦血管疾病或腦波擾亂甚至走火），郭林女士細心編排每一項功法功理、每一個動作細節，便是造就郭林新氣功安全又有效的重要因素。

　　而升降開合因為本身功法就帶有補瀉的效果，因此須特別注意，**開合的手勢，一律都要用調整法，呼吸也採用「鼻吸、鼻呼」的自然呼吸即可。**

升降開合口訣背誦

　　完整的升降開合功法步驟可用一段口訣來記憶：**「升開合—降開合—升降開合—升降」**，記住這十二個字，就不會忘記下一個動作要做什麼了。

　　除了雙掌上下移動的導引之外，腳步的重心前後移動也很重要。前前後後移來移去看起來好像很複雜，然而重心也有簡單的記憶口訣：

「合升在前、降開在後」，按照手的動作來調整重心，並以重心按壓腳底的湧泉穴位。

我們再將口訣簡單延伸來說：

動作口訣	重心	動作說明
升開合	前後前	升開合―雙手由中丹田處，往上帶到上丹田，做一個開合，稱為「上開合」。
降開合	後前	降開合―上開合後，雙手下降，至中丹田再做一個開合，稱為「中開合」。
升降開合	前後前	升降開合―做完中開合，雙手往上帶到胸口，再往下帶到下丹田，做「下開合」。
升降	前後	升降―完成下開合，雙手往上帶到膻中，最後雙手降回氣海後，放鬆回到胯旁位置。

當然，在做這些基礎動作的同時，還有手勢的切換跟重心移動，為了讓大家好學易記，這一課我們先講解練習上開合與中開合，也就是口訣中「升開合―降開合」的動作重點。

上開合與中開合的功法動作

因為升降開合是定功，腳步重心一直前後往返移動，而下開合還需要做到屈膝下沉的動作，所以腳步跨出的拿捏也是很重要。

接下來的課程，我們會先從腳步、重心開始說明，熟悉後再開始練習上開合、中開合的功法動作。

腳步與重心移動

升降開合的起勢與定步功相似，差異在於定步功是前腳的腳趾高翹，而升降開合做重心轉換時，兩腳都是**趾尖不離地。**

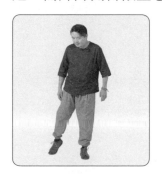

· 練習升降開合功法前，照慣例要配合自己須強化的臟器，找出相對應的五行練功方位站定。

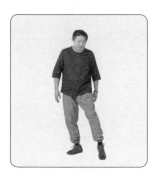

· 點腳上步，男性點左腳，女性以及肝膽眼病灶的人點右腳。沿 45 度角前斜跨出一步與肩同寬，腳尖朝前站定後，將後腳腳跟提起，向內收 45 度，此時雙腳呈 45 度角，可試著將重心前後移動，再次提醒**兩腳的腳尖都不離開地面。**

上開合與中開合

確認重心可以平順移動後，我們就可以試著搭配手勢與重心的移動了：

· 上開合：口訣為「升開合」，重心向前，雙手由胯旁開始往氣海會合，

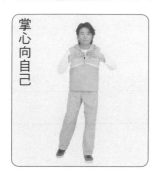

指尖相對、掌心朝自己，開始沿任脈上升至人中的高度時，翻轉雙掌為指尖朝前、手背相對，並開始將重心後移，手做「開」的動作，約開到肩膀寬度即可翻掌，掌心相對指尖朝前，重心往前移做「合」，到指尖微微接觸，那完成上開合動作。

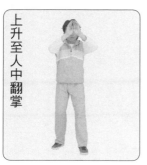

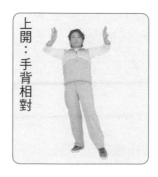

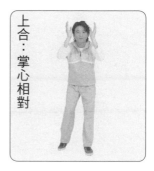

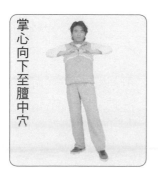

· 中開合：口訣為「降開合」，延續上開合完成時指尖輕觸的動作，雙掌轉為掌心向下開始緩緩下壓，同時將重心往後移；手壓至心臟（即膻中穴）高度，翻掌為掌心朝自己，繼續降至氣海高度，雙手再轉為掌心朝下做「開」，然後重心前移、掌心同樣朝下做「合」，即完成中開合動作。

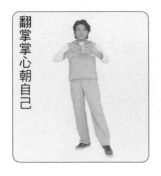

翻掌掌心朝自己

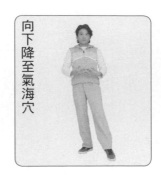

向下降至氣海穴

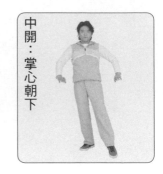

中開：掌心朝下

　　本課截至這裡，是升降開合的一半功法，我們先把前半段學會並且練熟些，下一課再繼續學習後半段功法。

課 後 作 業

1. 升降開合口訣：＿＿＿＿＿＿＿＿＿＿＿＿＿＿＿＿＿＿

2. 上開合、中開合動作練習至熟練

3. 每日練習順序：（搭配意念導引）

　□ 預備功
　□ 一步點 15 分鐘
　□ 二步點 15 分鐘
　□ 三步點 15 分鐘
　□ 自然行功（依照課程內容選擇自己適合的方案）
　□ 特快行功 20 分鐘
　□ 收功

預防與消除口臭的方法

口臭的原因可能

年紀大、睡眠不足或病榻中的人容易有口臭，但也有可能是因為外來因素所造成，例如吃大蒜、生蔥、韭菜等食物，以及長期吸菸、飲酒，也都會產生口臭的問題。

預防及消除口臭的方式：

1. 應針對產生口臭的不同原因或病灶，進行針對性治療，只有消除病灶才可能消除口臭。
2. 加強口腔衛生，養成勤刷牙的習慣，飯後要及時利用牙線、牙刷清潔口腔，尤其是牙間隙的食物殘渣和污物。
3. 口腔內出現長期無法癒合的潰瘍，而且同時伴有臭味者，應該盡早到醫院就醫，排除癌症的可能。
4. 如果無法找到口臭確切原因，可以暫時用芳香型除臭、潔齒、爽口含漱劑消除臭味；經常進行漱口也是一個不錯的辦法。

預防口臭的食療

1・薄荷粥

材料：薄荷葉 25 克，粳米適量。

作法：將薄荷葉加適量水熬汁，去渣待用；將粳米煮至成粥，加入薄荷葉汁，煮沸即可。

功效：薄荷可以清潔口腔，去除口臭。

2 · 藿香粥

材料：藿香 20 克，粳米適量，蜂蜜適量。

作法：將藿香洗淨，放入鍋內加水煎 5 分鐘，棄渣取汁待用；
將粳米熬煮，待粥熟時，加入藿香汁，再煮沸即可。

功效：保持口腔的清新，**而且藿香在中醫是一味芳香化濕的藥
物，有幫助消化的功能。**

3 · 荔枝粥

材料：荔枝 5 枚，糯米 50 克。

作法：將荔枝和糯米一同放入鍋中加水煮為稀粥即可。

功效：生津養血，能夠有效去除口臭。

4 · 甘草蘋果飲

材料：甘草 30 片，蘋果 1 個，香菜 20 棵，蜂蜜適量。

作法：將蘋果切塊，和甘草、香菜一起下鍋，兩碗半水煎成一碗
左右。棄渣取汁，稍涼後加入適量蜂蜜即可。

功效：能夠有效地去除口臭。

5 · 黃瓜粥

材料：黃瓜 50 克，大米 100 克。

作法：黃瓜去皮切片，與大米同煮粥即可。

功效：對於肝火盛或內濕引起的口臭有功效。

（摘自《50 歲以後的養生寶典》

第十四課

升降開合功法（中）

體會「氣」的行雲流水

身心放鬆則氣血流通，此功最忌緊繃

這個功法其實最需要磨練的就是每一個步驟之間，轉折的順暢
與柔軟，當我們將功法的步驟、動作與重心一一熟悉之後，就
必須開始揣摩每一個翻掌、升降與重心移動的流暢與放鬆，而
最終才能感受到氣的流暢與自在。

升降開合功法完整教學與練習

上一節我們練到了上開合與中開合，記得要先把口訣、重心與手勢動作的配合做熟練，緊接著我們要學下開合以及下一課轉向的部分，學會了整個功法才算完整。

下開合的功法動作

前情提要一下，**中開合我們重心在後，做開，重心往前，做合，完成了這個階段的功法步驟，並準備銜接下開合。**

- **下開合**：口訣為「升降開合」。做完中開合，我們要將氣血由氣海再往膻中帶一次，所以掌心朝下的開合之後，直接將手掌轉向內（掌心朝自己），重心往前不變，手做升勢至膻中高度。（特別注意不要聳肩，上臂與身體約自然呈現45度角最為輕鬆）

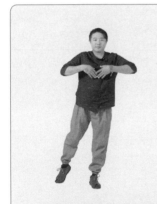 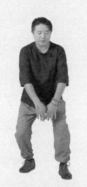 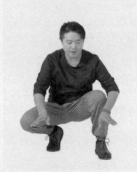

a. 手掌朝自己做升至膻中。　b. 重心置中降到無法再降，屈膝下蹲。　c. 會陰前做開合。

接著要做下開合。手勢不變，重心收到雙腳平均的狀態，直接做降的動作，直到雙臂伸直無法再降時，**屈膝下蹲不彎腰**，在**會陰前方**（兩膝之間）做一個掌心朝下、指尖朝前的開合。

· 做完開合，大家一定記得口訣還有最後的「升降」沒做到。**此時以前腳為重心站起來**，再將手升至膻中（一樣掌心朝內），再將重心後移，雙手緩緩降至氣海後放鬆即可，這樣便完成了升降開合功法。

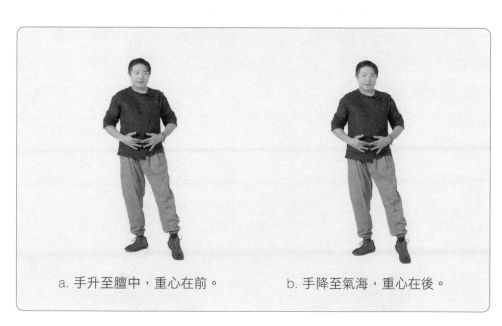

a. 手升至膻中，重心在前。　　　b. 手降至氣海，重心在後。

下蹲的姿勢有個要點：

1. 身體要正直，下蹲時千萬不要先彎腰。**※ 在此再度提醒：女性妊娠及生理期中，以及患有腦血管病變或有中風危險者請絕對不要下蹲。**

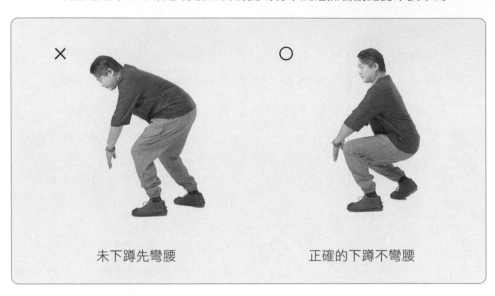

未下蹲先彎腰　　　　　　　　　正確的下蹲不彎腰

2. 大腿約開至 90 度，若打開的角度太小，則無法對應到會陰。

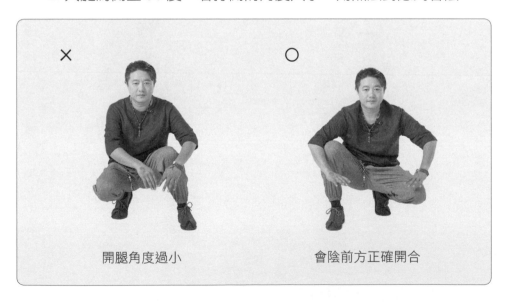

開腿角度過小　　　　　　　　　會陰前方正確開合

郭林新氣功
抗癌與養生的 20 堂課，融合中西醫與氣功的功法

3. 臀部不可坐在腳跟上。

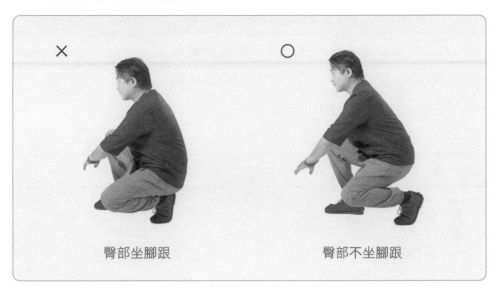

臀部坐腳跟　　　　　　　　臀部不坐腳跟

4. 不要在前膝前方做開合。

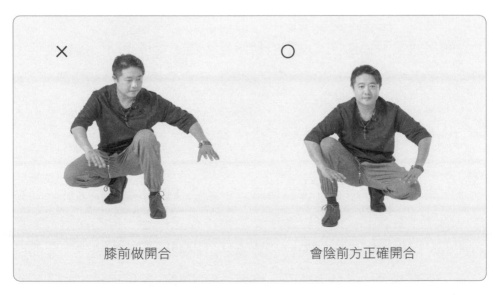

膝前做開合　　　　　　　　會陰前方正確開合

升降開合完整功法練習

　　講解完下開合動作，我們再將整體搭配起來練習，口訣如下：（不必背記，可用於練功時參考輔助即可）

- **找到適當方位後，雙腳平行與肩同寬站定**，點腳、上步；測試重心與腳步，重心往前、重心往後、重心往前、重心往後，準備開始了。
- **升開合**——掌心朝內，重心往前做升，十指相對從氣海到人中，重心往後做開、掌心相對重心往前做合。
- **降開合**——重心往後，降押至氣海，翻掌朝內繼續下降至氣海，翻掌朝下做開，重心往前做合。
- **升降開合**——指尖相對、重心往前，掌心朝內升至膻中，重心移至雙腳，手降到底後不彎腰下蹲，在會陰前開合。
- **升降**——重心往前，起身後手繼續升至膻中，重心往後降回氣海，雙手也隨後放鬆回到胯旁。

　　雖然用文字去敘述一連串的動作容易讓人覺得複雜、難以理解，但對照了影片動作後，相信大家都能夠正確有效地練會這個功法。

功法勢子細部修正與連貫性調整訓練

　　回想當初我在學習升降開合時，也是依樣畫葫蘆地開始從一個動作一個動作跟著師父做。雖然所有的動作都記住了，但在轉折與連貫的地方，總覺得卡卡的不順暢。經過一段時間的揣摩與修正，才開始漸漸領悟到其中的奧妙與感受。更深一層了解它的原理後，加上不斷

地理解與印證，**發現這個功法其實最需要磨練的就是每一個步驟之間，轉折的順暢與柔軟**，當我們將功法的步驟、動作與重心一一熟悉之後，就必須開始揣摩每一個翻掌、升降與重心移動的流暢與放鬆，而最終才能感受到氣的流暢與自在。

升法、降法、調整法的差異

功法示範影片

　　前面我們已大略說明升法、降法與調整法，課程進行到這裡，大家對功法的動作應該都已經熟練了，我們再做深入講解，相信讀者應該會更容易了解與體會。

　　升降開合是根據血液高、低指標的問題，有「升法」、「降法」及「調整法」三種練法，差別在於手勢與升、降之間的差異。首先手勢升降的速度要相對地調整，「升法升慢降快，降法升快降慢」，手勢與雙掌方向也會略有調整。

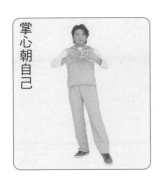

掌心朝自己

・ **調整法**：也就是我們上面已經學會的功法動作，適用於一般狀況，緩升緩降，以均勻的速度運作。調整法的升降都是掌心朝自己，以中等速度上下移動帶領氣血，意念也跟隨手掌而行。

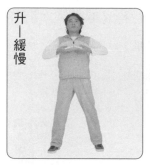

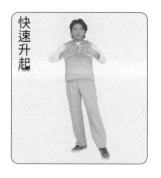

- **升法**：適用於低指標，如低血壓、放化療時血球數量過低等狀況。做升勢時手掌朝上，**升的速度也更緩慢些，帶領意念緩緩捧起**；做降勢時不帶意念，十指相對、掌心朝自己，不做下壓的動作，迅速降下，有略過下壓的意思在其中。而最後一個降的動作，兩手指尖也分別從身體兩側迅速、輕輕划下，不經過任脈及心臟。

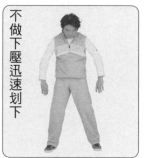

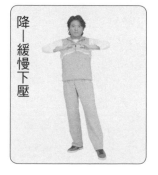

- **降法**：適用於三高患者，或是血球指數過高者。操練功法時與升法恰好相反，**做降勢時速度放到極慢**，掌心朝下帶領意念緩緩下壓；升勢時則掌心朝向自己，不帶意念快速升起。

原理其實簡單，意念差別在練功的重點放在上提或下壓。血液指標過低的往上提、血液指標過高的往下壓。其實各種方法差異性不大，但要掌握正確的功法與手勢，才能走對方向，達到預期的效果，千萬不要混淆了！

課 後 作 業

1. 升降開合完整功法及個人升法或降法練習

2. 每日練習順序：（搭配意念導引）
   □ 預備功
   □ 一步點 15 分鐘
   □ 二步點 15 分鐘
   □ 三步點 15 分鐘
   □ 自然行功（依照課程內容選擇自己適合的方案）
   □ 特快行功 20 分鐘
   □ 收功

樹木排毒法

郭林新氣功是需要在戶外練功的。戶外練功的好處其實非常多，包括呼吸新鮮的空氣、採天地之氣並接近自然正向的磁場。當我們感冒、渾身不舒服，或感覺身體有濁氣時，大自然其實就是幫助我們排毒的好幫手。「樹木排毒法」是我父親傳授學生的排毒方式之一，後來我在學習 Reiki 靈氣時，也有類似的方式。

要做樹木排毒法，最好是選擇大樹，如松樹、檜木等尤為上選，避免屬性較聚陰的榕樹。**以雙手接觸或環抱樹幹，如果可以脫掉鞋子讓雙腳接地氣會更好。**接下來用意念觀想，將體內污濁之氣緩緩傳導給樹木，可持續 5 ～ 10 分鐘左右，直至感覺神清氣爽。

我曾有位學生，在做完樹木排毒法之後，因為感覺非常舒暢，還忍不住向樹木說「謝謝」呢！據說樹木除了排毒之外，還有轉運除厄的效果，大家不妨也試試。

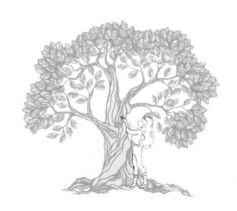

第十五課
升降開合功法（下）

圓融四方磁場，平衡五行能量

在操練此功時，能感受到好像兩手掌間抱著一團溫暖、無形的

能量球上下遊走，尤其寒冬時臉部感受會特別明顯。

升降開合之轉向方式與步法

功法示範影片

上一課，我們已學會升降開合的功法動作；所以不難發現，升降開合是一個特別講求平衡的功法，因此，有個比較特別的「轉向」步驟，在練功時也要搭配四個方位轉向，才算完整。

升降開合兩腳都須起步做四個方位，因此計算起來，要做到四個方位各兩次，也就是每一輪有八次。在轉向的方式與轉向的步伐上，以往郭林老師的轉法是以前腳小趾方向為指向，我們以女性或肝、膽、眼有疾病的患者為例：

- 面朝東方站定後，先出右腳，點腳上步，做一次升降開合功法，做完後轉向。

- 右腳往右轉 90 度，左腳跟著移動至與前腳成 45 度，寬度保持與肩同寬的距離，站定後做第二次升降開合。如此往順時針方向轉，依序 1. 東→2. 南→3. 西→4. 北，各做一次升降開合（共四次）之後，後腳往前上步，站定做三開合。

- 此時面向北方，換出左腳，點腳上步，做一次升降開合功法後，左腳往左轉 90 度，右腳跟著移動至與前腳呈 45 度，站定後做第二次升降開合，也就是逆時針依 1. 北→2. 西→3. 南→4. 東，共做完四次升降開合，後腳上步做三開合，就完成一輪升降開合。

升降開合轉向腳法（右腳右轉圖例）

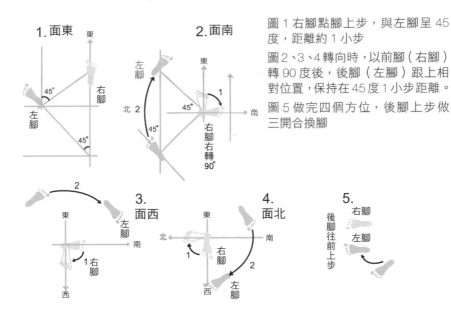

1. 面東

2. 面南

圖 1 右腳點腳上步，與左腳呈 45 度，距離約 1 小步

圖 2、3、4 轉向時，以前腳（右腳）轉 90 度後，後腳（左腳）跟上相對位置，保持在 45 度 1 小步距離。

圖 5 做完四個方位，後腳上步做三開合換腳

3. 面西

4. 面北

5. 後腳往前上步

升降開合轉向腳法（左腳左轉圖例）

圖 1 先出左腳為例，雙腳成 45 度，左腳跨在右腳前 45 度線上，距離約 1 小步

圖 2、3、4 轉向時以前腳外轉 90 度後，後腳跟上相對位置

圖 5 做完四個方位，後腳上步做三開合換出右腳，以同樣方法相對操作

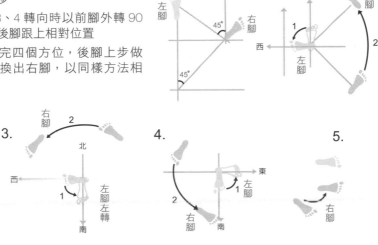

1.

2.

3.

4.

5.

而在郭林老師過世後，近年來經北京郭林新氣功研究會持續研究，認為這種轉法不夠完美，總會有一個角沒有轉到，整個氣場形成有如缺了四分之一的大餅一般，所以創造了新的轉法。同樣以女性或肝、膽、眼有病灶的狀況來舉例，轉法調整為：

- 同樣自東方開始做升降開合功法，但轉向順序做完 1. 東→ 2. 南→ 3. 西腳步往右轉後先不做功法動作，接著直接轉向→ 4. 北，然後用移動腳跟的方式轉回 3. 西的方位，做完四次升降開合後，後腳往前上步做三開合。
- 換出左腳反向再做一次，使每個方位都恰好轉兩次，練功氣場更為圓融。

光看上面的文字敘述，相信大家應該還沒開始轉向頭就已經昏了；簡單來說，轉向的步法無論順轉或逆轉，都是以腳跟為軸、前腳向小趾方向轉一個 90 度方向，然後後腳直接提起跟上原來的相對位置即可。唯獨每次的第四方位要回到第三方位時（即 4 要回到 3 時），需要先移動後腳腳跟再移動前腳腳跟，這時會回到第三方位但是前腳會轉為後腳，所以需要再次點腳上步，做完一回後上腳，做三開合後換另一隻腳再做四個方位，以求左右均衡。

編修版本將升降開合的轉向進化得更圓滿，但如果覺得真的太難理解的話，可以只選擇練習郭林老師的版本，也就會有相當不錯的效果。

練習升降開合功法時的感受與意念

　　將每一項功法都做得正確輕鬆，氣血流注自然會感到輕鬆舒暢。但升降開合屬於定功，是定點練習的功法，在安全的環境中練習此功可睜眼練，也可閉眼練。有許多學員反映，閉目且輕柔緩慢地練功，更容易感受到能量被帶動的感覺，建議讀者們不妨一試。

　　本段要敘述的感受與意念，都是屬於抽象的描述，每個人的狀況或許不同，我在此分享屬於個人的感受經驗，不需要非得如此才算正確；況且我學習並實踐過氣功與靈氣（Reiki）徒手療癒多年，自身對能量的感受度也比較強一些，所以在操練此功時，能感受到好像兩手掌間抱著一團溫暖、無形的能量球上下遊走，尤其寒冬時臉部感受會特別明顯，雖然實際上手的溫度並沒有特別高，但是雙掌放在面前卻好像溫暖的陽光一般，是一種非常奇妙的體驗。

　　升降開合的意念導引，當然還是以「悟外導引」為主，但是當我們在做每一個動作的勢子導引，也會帶動意念導引。而在練此功的同時，我也意識到這與徒手自我療癒的手法及感受，不謀而合，除了將氣做上下導引與疏通之外，同時也對自身氣場有修補平衡的作用。同樣是能量的療癒，我們講究經絡穴道，印度哲學則說三脈（左、右、中三脈）與七脈輪，頗有殊途同歸之義，所以郭林老師創作此功的思維著實讓人感佩。當我們了解這些原理後，也就不用刻意去觀想什麼經絡穴道，只要平靜地跟著感覺練習即可。

每日練習升降開合 1~2 輪以上

每日練習順序：

- ☐ 預備功
- ☐ 一步點 15 分鐘
- ☐ 二步點 15 分鐘
- ☐ 三步點 15 分鐘
- ☐ 自然行功（依照課程內容選擇自己適合的方案）
- ☐ 特快行功 20 分鐘
- ☐ 升降開合 1 ～ 3 輪
- ☐ 收功

水排毒法

　　排毒對於養生抗病，是非常重要的一環，前面我們介紹了樹木排毒法，這裡再跟大家分享一個更方便簡易的「水排毒法」，聽起來雖然有些虛幻神奇，但這是經過科學研究證實的，水分子的排列結構，確實會被人的善念或意念改變，變得整齊美麗或凌亂醜陋。我們也曾經透過德國的能量儀器檢測，證實水有接受與儲存能量的特質。從古今中外各種宗教也都廣泛應用此項特點，因此有聖水、符水以及甘露法水等，具有不可思議法力的水。而水排毒法則是把我們不要的能量，利用意念導引的方式傳導到水中。

　　進行水排毒法須注意，不要直接把手弄濕，就像練功時，忌諱碰水一樣。雙手驟然接觸水會讓體內能量的流動力驟降，造成排毒更加困難。接著準備一個容器裝水，容器的大小、水的多寡與要排毒的量要成正比，或是用市售瓶裝礦泉水也可以。然後雙手握住水瓶，閉目以意念觀想，把不要的能量像排汙一般滲入水中，大約 5 ～ 10 分鐘後，感覺較為神清氣爽即可。有時若污濁之氣過多，準備的水瓶不夠大，感覺濁氣排不進水裡，可再換清潔的水繼續排濁。

　　特別需要注意的是，排毒後的水絕對不要給任何生物飲用喔！建議直接倒入馬桶或排水溝丟棄即可。

第十六課

中快功

剛柔並濟 消炎消瘤

中快功是郭林氣功當中特別強效快速的一項功法

練習以一次十分鐘為宜，操練太過，會導致經絡疲累。

中快功功法之效能

功法示範影片

中快功的動作本身並不快，一點也不複雜。但是因為它的行氣速度較快，屬於強瀉型的功法，利用類似弓箭步的步法，將筋絡伸展開，再輔以吐納及踩踏湧泉穴所形成的按摩導引，讓體內的炎氣及腫瘤的病氣瀉除。

依據個人多年練功及教學的經驗，我得到一個結論：「中快功是郭林氣功當中特別強效快速的一項功法」。也正因如此，中快功的練習以一次十分鐘為宜，操練太過，會導致經絡疲累。基於教功者的立場，也提醒剛開始練習中快功的人，如果平時較少做伸展與運動的話，此功法非常容易造成小腿肌肉拉傷（俗稱鐵腿），但也不是什麼大傷害，通常兩、三天即可恢復正常。

回憶初次在河北學習此功時，當晚連小小台階都舉步維艱，很擔心第二天無法照常練功，還好因為我平常有練功的習慣，經過一夜睡眠，第二天雖有痠痛但不至於影響行動。

如要減輕這種痠痛狀況，可於練功前先做暖身與伸展運動，練完後下蹲，雙手用力抱膝約一分鐘，如此可有效減低此項運動傷害的發生。

中快功功法教學與操練

中快功的勢子部分非常簡單易學，也就是搭配風呼吸法「吸吸—呼」，兩個節拍、兩個動作而已。但這兩個動作一剛一柔，先提醒大

家比較需要注意拿捏的部分，如在呼氣伸展動作時，千萬不要一次拉到緊繃，建議漸漸適應後再加大幅度與力道，才不會造成嚴重的拉傷。

另外，要特別注意！因為有轉身扭體的動作，易對腫瘤部位造成直接的壓迫，所以肝、膽、眼有腫瘤或病灶的患者，另有適合的練法，我後面也會特別講解，千萬不要練錯了喔！

一般功法的動作：

· 點腳上步，男性點左腳，女性點右腳。

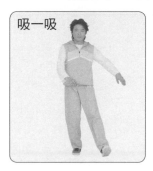

吸一吸

· 出腳跨步時雙臂向前直伸，手臂角度約下垂45 度。前腳腳跟著地，腳板翹起做兩個強吸（吸一吸），重心置於兩腳中心稍稍偏後即可。此一動作不需要柔軟，但要注意跨步的寬度與距離，跨步太小或太窄都會拉不到腿內後側的肝經與腎經，而達不到效果。

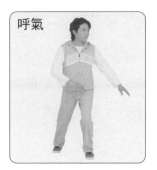

呼氣

· 接下來把重心緩和平順前移到前腳，做一長呼氣（舌抵上顎，鼻吸鼻呼），此時**前腳屈膝並將後腳打直，後腳腳跟貼緊地面，呈弓箭步**。此時雙臂向前腳方向一側擺去，轉身不轉胯（利用脊椎扭動上半身，而胯部依然朝前），內手置於氣海前，另一手向外伸直，注意肩線與手臂成一直線不要往後折，肩與胯轉向約 45 度，頭又轉向轉身那一側 45 度（等於看到前腳一側 90 度）。當重心移到一定程度時，後腳後側、內側會有拉直的緊

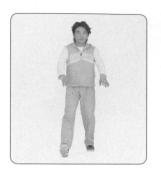

繽感（甚至痠痛感），如果沒有拉直，下一步再將步伐加大一些即可。

- 一口氣呼完後，再重複將手伸直置於前方，原來的後腳向前跨步，這樣一步步重複練習大約十分鐘後，以三開合結束此功法即可。

病灶在肝、膽、眼的練法：

- 點右腳上步。

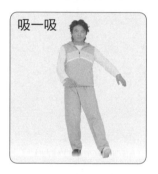

吸一吸

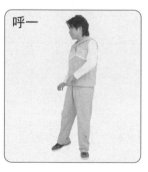

呼一

- 出腳跨步時雙臂直伸向前，手臂與身體的角度約 45 度。前腳腳跟著地，腳板翹起做兩個強吸（吸一吸），重心置於兩腳中心稍稍偏後即可。

- **呼的時候，擺手及轉身都順著左腳的方向輕輕擺過，重心移置前腳後，腳跟提起**（與三步點功的第三步動作相當類似），動作不像一般的中快功這麼強烈，如此一來不會有扭身壓迫病灶的問題，很適合肝腫瘤患者練習的方式。

- 一口氣呼完後，再重複將手伸直置於前方，原來的後腳向前跨步，這樣一步步重複練習大約十分鐘後，再以三開合結束此功法即可。

中快功常見的 NG 狀況

中快功最容易出現的問題有幾個：

一、重心前移時，後腳跟很容易順勢提起，那麼就無法達到完全
　　伸展的目的，切記後腳腳跟要緊貼地面。

二、跨步太長太寬或太短，都無法順利伸展，也就無法達到正確
　　的效能。

三、轉身時，若胯部跟著轉，會導致雙腳重心偏移不穩，也無法
　　正確伸展。

四、特別注意！吸一吸時是快速的強吸，所以動作也跟著比較剛
　　硬。而呼的時間較長，為避免拉傷，動作也較柔較緩。

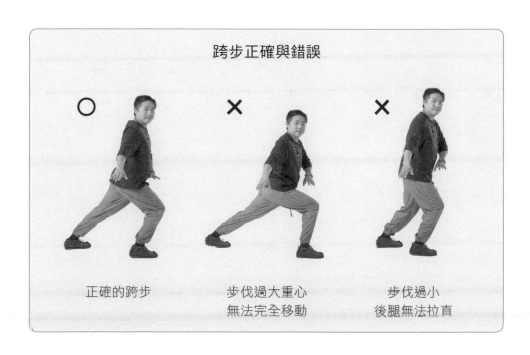

跨步正確與錯誤

正確的跨步　　　　　　步伐過大重心　　　　　　步伐過小
　　　　　　　　　　　無法完全移動　　　　　　後腿無法拉直

課後作業

每日練習順序：

☐ 預備功

☐ 一步點 15 分鐘

☐ 二步點 15 分鐘

☐ 三步點 15 分鐘

☐ 自然行功（依照課程內容選擇自己適合的方案）

☐ 特快行功 20 分鐘

☐ 升降開合 1~3 輪

☐ 中快功 10 分鐘（依個人體能循序漸進）

☐ 收功

腿部肌肉痠痛消除法

　　中快功是消炎、消瘤必練的功法，但若平常缺乏運動，就要特別注意，避免練習後造成腿部肌肉痠痛的問題。建議大家在練習中快功之前可以先做靜態伸展的暖身運動，練完後，要再做拉筋伸展。回到家後，可以在腿部肌肉進行 15 分鐘左右的冰敷，讓有微小損傷的肌肉減少發炎的機會。

　　再者，也可以對腿部進行輕柔的按摩與穴道按壓，對肌肉痠痛也有舒緩效果。常用穴位包括位在小腿正後方的「承山穴」，以及腳底的「湧泉穴」，略加按摩可幫助消除疲勞，大家不妨試試，可別因為擔心痠痛而不敢練中快功喔！

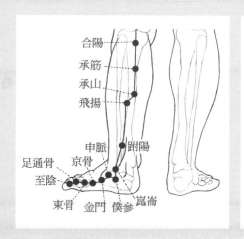

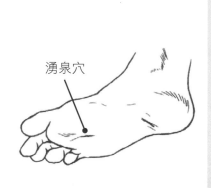

第十七課

吐音功

郭林新氣功抗癌第二張王牌

吐音要訣──三鬆、三穩、丹田氣

吐音功的原理，是藉由丹田發氣，喉頭發出各種不同的音，針對五臟用不同的頻率，再配合五數（五臟的生理參數）來調整按摩臟腑

功法示範影片

聲波導引

吐音功主要是以氣功五大導引中的**聲波導引**法，利用自身發出聲波的頻率與臟腑產生共振，而達到調整頻率，類似震動按摩的特殊效果。

聲波導引是五大導引中，最無形且難以目測，其正確與否的導引方式，指導者必須用耳朵「聽」來查功。練功者在功底不足或經驗尚淺的狀況下，也不容易感受諧振的位置是否正確，而且每一位習功者的生理狀況不同，吐的音也會不同，加上平時發聲的習慣也不同，因此都必須經過一一個別指導加上練習，才能做到正確。

坊間也有部分教功者，或許是因為團體人多教學困難，又或是本身不熟悉此功，通常會略過吐音功，或是簡單帶過。但吐音功其實在郭林氣功當中，列於五大主功之一，也是郭林氣功抗癌的王牌功法，不學此功是非常可惜的。如果學到吐音功，卻因為害羞而不好意思練功，那更是浪費了好功法！

雖說吐音功要無師自通並不容易，而且光憑文字要去敘述聲音，也確實有其盲點，但我還是盡我所能將它介紹詳實，也期望有需要的讀者，都能學會最基本的吐音。

吐音功功法

吐音功的原理，是藉由丹田發氣，喉頭發出各種不同的音，針對五臟用不同的頻率，再配合五數（五臟的生理參數）來調整按摩臟腑，

搭配高音、下滑音與調整音之功法；五音的部分也因為發音方式的改變，而會產生不同部位的共振。

在練習吐音之前，必須先掌握三鬆三穩，所謂三鬆：

· 第一是指身心需要先達到鬆靜，不要緊張或心神不寧，因為在緊張或心神不寧的狀態下，沒辦法好好的吐音。

· 第二是整個胸腔及身體部分的勢子，也要放鬆，如此轉體扭身時，才會平順自然，氣也才會順暢。

· 第三是舌頭及發聲部位要放鬆，吐音時舌根尤其不要下壓，否則吐出的音不但頻率不對，也容易因吐得不確實而感覺聲音在口中打轉，效果大打折扣。

那麼三穩是什麼呢？三穩是指聲音方面的控制，要做到三穩：

· 第一是出腔要穩。開始發出聲音時不可以「暴音」，也就是突然衝出的聲音，應當平順地先出氣再出音，聽起來的聲音是由小變大，如此才是正確。

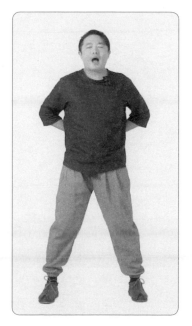

· 第二是行腔要穩。吐音過程若是力量忽強忽弱，聲音聽起來就會忽大忽小、忽高忽低；而正確的吐音聽起來要柔和平順，且有強烈的共振感，就像夏日近處的蟬鳴，讓人時而覺得頭殼都被共振了。

· 第三是收腔要穩，一個音吐完成時，聲音宜漸小後先收音再收氣，

不可突然而止，要平順收尾，才不至於氣突然停滯，而傷害到氣脈與肺。

吐音功基本發音

了解這些基本原則後，我們得先學習怎麼正確地吐出適合自己的音，以及有哪些人不適合練吐音功？喉炎、舌癌等會影響到發音部位的腫瘤患者不適合；肺部腫瘤或手術後不久的患者，不建議練吐音，肺腫瘤患者可依自己狀況評估，可輕輕練習，不宜太過大聲或高音；還有練習吐音會腿痠、腿軟，甚至心神不寧的人，也應暫停練習吐音。

郭林新氣功的吐音功，除包含有五音之外，郭林老師也吸收了其他門派的吐音功，並研究理解融合出這一套豐富齊全又可靈活應用的吐音功，根據不同的病症及補瀉，安排不同的音以及吐法，有高音、中音與低音調整音三種吐法。

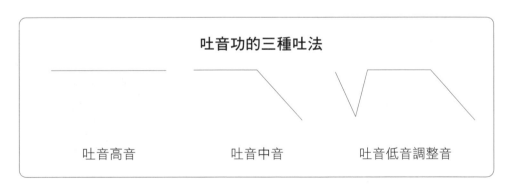

吐音功的三種吐法

| 吐音高音 | 吐音中音 | 吐音低音調整音 |

1. **臟腑音**：一般用於慢性病，吐臟腑音時須一高一低相匹配。

   (1) **肝**音——高音吐**郭**，低音吐**果**

   (2) **心**音——高音吐**徵**，低音吐**整**

   (3) **肺**音——高音吐**商**，低音吐**晌**

⑷ **腎**音——高音吐**愚**，低音吐**羽**

⑸ **脾**音——高音吐**宮**，低音吐**鞏**

⑹ **胃**音——高音吐**東**，低音吐**董**

2. **哈音**：哈音是腫瘤患者的共同音，也是腫瘤患者開始學習吐音功最適合練習的一個音。一般練習吐音的音調，就算是高音也並不需要特別高亢。以哈音為例，音調大約就是平時口語說話的高度，高度也能依照病灶的位置做出相對的調整。

病灶越低，音調可略為高一點點，病灶較高則音調略低沉一些。不過，吐音功本身偏瀉，所以練功者要憑著自己的體會與感受去調整補瀉的吐法。例如吐音瀉得太過時，會感到吐音後腿痠、腿軟，此時可改以中低音搭配練習，或是暫時停止練習此功，以其他主功調養恢復一些時日後，再嘗試吐音。吐音補瀉的高中低音與補瀉原則，以哈音為例說明如下：

⑴ 高音哈為瀉法，主要用於癌症、炎症等實症。

⑵ 中哈音（尾聲下滑）為偏瀉的調整法。

⑶ 低哈音（一般不單用）它與高音或中音相匹配，以達到調節補瀉的作用。

3. **豁音**：下消化道系統的腫瘤患者，如果在吐哈音感到不適時，可以試著吐豁音。

4. **咿音**：適合腦瘤患者練習。

5. **沙音**：是商音和哈音的變音，患者體弱或肺部病灶不適合用哈音時，可用沙音替代。

6. **西音**：西音是補音，根據病情應吐哈音，但因體質非常差，又不能吐羽音時可吐西音。

練習吐音時，可以跟隨以下幾個步驟：

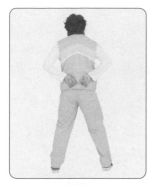

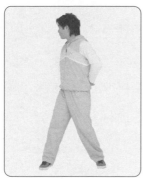

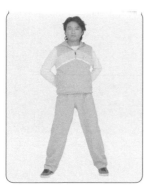

- 先依照方位站定，做預備功後，將手由氣海經過帶脈，帶到背後，**手背外勞宮穴平貼在腎俞。**倘若病灶恰好在腎臟，則置於帶脈。帶脈也不適合時，就放胯旁，總之手必須遠離病灶。

- 放鬆調氣後，吸一口氣並依照自己需要的五臟參數（參閱第 41 頁表格），開始吐音。吐第一個音時，身子放鬆、肩頸也都必須放鬆，自然轉向側邊，這種扭轉可以依照男左女右的原則。吐音對於從哪邊開始雖然不是很重要，但有個規則可遵循也不是壞事，只是必須注意，當一個音吐完成時，頭必定是回到中間，也就是面朝前方；而在轉頭的過程當中，也請大家特別注意不要仰頭低頭，必須百會穴朝天，動作也不宜過度誇張，輕鬆自然才是最高原則。

- 吸一口氣後轉向另一邊再吐下一個或一組音，在吐每一個音時，避免過高或過長，適度即可。

　　吐音功變化多端而且針對性強，因此對於功法的安排也講究辨症施功，那麼對於生理狀況的不同或改變，我們要怎樣安排吐音功呢？

(1)　在有病灶或剛經過手術後，身體狀況不穩定，可以先練習哈

音的高音，初學者也建議先練哈音高音。

(2) 沒有病灶，可練習哈音的滑音，較不會過瀉。

(3) 沒有病灶，病情比較穩定時，宜吐兩高一低達調整作用。

(4) 練功數年後，根據患者的實際狀況，可安排一高一低，或兩高一低，或一高一滑一低。

　　患者如果沒有體力，或體質虛弱時，也可以坐著練習，病患若新學吐音，最好兩年進行一次功法調整。

特殊情況下的辨症施治

　　吐音功的功法非常精細，除了基本吐音方式之外，在這裡也先列舉幾個特殊情況的練法供大家參考。

(1) 腫瘤患者若做了放、化療，會造成白血球降低，全身無力冒虛汗，吐音瀉了後，可能會大汗不止，指標跟著降低，這種情況下暫時不吐哈音，要改吐沙音。如不吐音不行，瀉太強也不行，在這種狀況，吐沙音較為適合。

(2) 腫瘤變化多，在增大、擴散快時，需要快速消除腫瘤，就必須在吐哈音的同時加臟腑音，練功前先吐哈音，練功後結束之前，吐臟腑音。

(3) 吐音時，功法的補瀉與呼吸調整，消癌消瘤要吐高音，高音屬於瀉法，消耗氣量比較大，若患者正在放化療或服用抗癌藥物時，體質較為虛弱，但為了控制和消除腫瘤不瀉也不行，此時就可以在吐音時、用呼吸來調整。

最後提醒大家，在吐音時，吐一個音後吸一口氣，就要直接吐第二個音，不要隨意停下來調整呼吸，否則生理參數會亂掉。在一般情況下採用吸一口氣又呼一口氣是不對的，但對新學此功者或體質較差的學員則另當別論。

根據情況可以吐三個音做一個三呼吸，甚至吐九個音做九個呼吸，用它來順一順氣，調整一下體力。

在每一段吐音結束時，也要確實做好吐音中的三開合，每吐一小組做一個開合，每吐一大組做三個開合。開合的作用是把能量導回丹田，進入氣海穴氣化。這對練功者是非常重要的一個小動作，無論是吐音或是練習其它功法時，都千萬不要忽略。

課後作業

1. 每日練功請持續進行

2. 可自哈音開始練習吐音

潤肺舒嗓的食療

近幾年空氣品質不佳，霾害、PM2.5 等，容易造成肺部與呼吸道不適。郭林新氣功建議在戶外練功，且要大量吸氧非常重要，因此，平日不妨吃些潤肺食補來保養呼吸系統，以下就簡單分享一道甜品和一道茶飲。

1. **冰糖燉梨**：梨子本身是涼性水果，經過燉煮可減少涼性，才能作為潤肺止咳的食療。不過要特別注意，若是感冒引起多痰性咳嗽，就不適合食用。

   材料：粗梨一顆，冰糖 2~3 克，也可再加少許川貝，效果更佳。

   作法：梨子洗淨後去核，中間填入冰糖，放入鍋中燉製梨肉略呈透明即可。若喜歡更方便食用，也可先削皮、切塊，但記得須將皮放入一起燉煮才有效果。

2. **羅漢果茶**：羅漢果有「神仙果」、「永生果」之稱，它的養生保健效果在歐洲、日本都受到注意。羅漢果的滋味清甜，有潤肺止咳、生津止渴、潤腸通便的功效，對於肺熱咳嗽、咽喉痛、失聲症狀有緩解功效；但因其性涼，若為寒涼性質的感冒，就暫時不適合飲用。

   材料：羅漢果一顆

   作法：先將羅漢果略微壓碎，500 c.c. 的水約加半顆羅漢果，用保溫杯或茶壺以 70～80 度左右熱水沖泡 20 分鐘左右即可。

第十八課

氣功徒手應用
與按摩導引

養生者推己及人

癌症者切莫出手

養生的學員們在這段日子如果有按表操課勤練功的話，應該可以學習如何學以致用，幫助身邊的人，排除日常生活的一些小小不適。若希望自己能有助人的本事，不必夢想成為超級英雄，先從簡單的療癒學習吧！

氣功徒手療癒的基本原則

很多人以為氣功治療，就是藉由氣功師的發氣或按摩推拿來達到治療的效果。其實在正統的郭林新氣功中，並不主張發放外氣這種行為，**第一是因為靠自己持續練功，才是調養身體的長久之計，第二則是因為練郭林氣功的人大部分都是病患，發氣會損傷自己的能量，得不償失。**

我這一課要先提醒大家，若是癌症患者，除了頭部按摩可以自己作為保健與舒緩的方式，切莫因自己練了一些功底就隨意出手幫他人導氣或按摩；養生的學員們在這段日子如果有按表操課勤練功的話，應該可以學習如何學以致用，幫助身邊的人，排除日常生活的一些小小不適。若希望自己能有助人的本事，不必夢想成為超級英雄，先從簡單的療癒學習吧！

先父在世時，曾為了搶救重病學員，在不得已的情況下嘗試過以自身能量過氣給學員，雖有奇效，卻也使得自己險些喪命，這件事情是這樣的：

父親某日接到一通電話，有一位先生因為肝膽方面的腫瘤住進了桃園某家醫院，末期的疼痛讓他嚴重失眠，聽聞父親助人無數，於是來電求助。父親駕車前往探望，發現患者臥病在床，於是捲起衣袖便開始過氣，不久患者疼痛舒緩後便呼呼睡去。父親本想半小時內回到家後即可練功排毒，不料路上堵車一塞一個鐘頭，返家後父親疲累難耐，飯也沒吃就回房睡了。第二天早晨恐怖的事情發生了，父親雙手起了許多斑塊（類似屍斑），指甲也呈現紫黑色，整個人虛弱不堪，走路都像用飄的一樣。母親見狀毅然讓我們全家辦了手續去峇里島出遊一週，讓父親遠

離雜務干擾安心靜養。我們旅遊、拜廟祈福時，父親則留在飯店每天練功，一星期後恢復了元氣，我們才鬆了一口氣。有了那次經驗，父親一再告誡我不可灌氣，怕我傷了自己的身體。

所謂灌氣、過氣的原理到底是什麼？如果需要施此手法時，又該怎麼降低自己受傷的機會呢？比方說甲是氣功師父，乙是重病患者，這時甲的能量高，乙的能量低但病氣高。甲乙一旦產生連結後，甲的高能量會流向低能量的乙，而乙的病氣也會同時對流到甲身上，就像汽車救援充電時，正負電相接一樣的原理。只是現今科學對於這種生物能量的瞭解還未透徹。暫且不說灌氣，即使是職業按摩師替人按摩，在不帶任何意念的情況下，這種長時間的接觸也會產生能量對流，所以重病患者雖然罹患的並非傳染病，但是病氣還是能以能量的型態傳給特定的對象，就像武俠小說中的退隱高手，將畢生功力傳給落崖的奇才後，會虛弱到不堪一擊一樣。

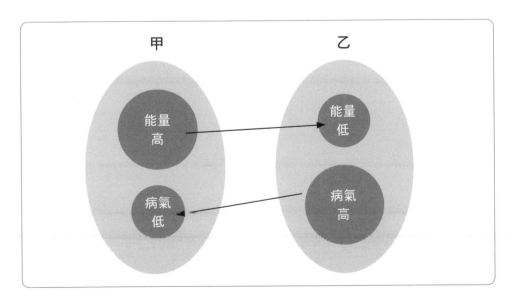

手是人體傳導能量的重要工具。所謂徒手療癒的概念非常簡單，就像我們無論頭痛、心痛、胃痛……都會自然而然地將手放在不舒服的地方；而許多宗教也會有上師將手放在人們頭上、身上，就能幫助他們痊癒的故事。

　　徒手療癒就像氣功本身一樣，門派眾多，有的門派是以自身做為管道，成為天地能量的導體來療癒他人，據說能源源不絕，也不會吸收到病氣。這種方式和我學過的靈氣（Reiki）原理類似，以七脈輪為身體能量的基礎點，我用來輔助氣功教學的個案，確實也體會到它的效果。助人的方法從來不嫌多，有興趣的讀者不妨研究研究，在這邊我就不多探討。

　　以氣功的徒手療癒來說，一般學員在累積足夠的功底之後，可試著以手為個案「查氣」。靜下心來可以感受到患處會有一些差異，通常較明顯的是溫度較熱或較冷，此時可嘗試帶有意念，將自身能量透過掌心傳導給對方，初期建議時間不要超過五分鐘，結束後要進行排毒，以免誤傷己身。我們練功者以自己的內氣做徒手療癒時，要將自己的傷害降到最低，依照經驗應該注意下列要點：

1. 未經他人同意，絕對不要擅自進行介入療癒。
2. 對異性進行徒手療癒時，以隔空不接觸為佳，倘若必須碰觸（如指灸按摩等手法），也須經過對方同意。
3. 對我們而言徒手療癒乃情急之計，並非常態進行的行為。病患還是應以醫療與練氣為主要手段，切不可養成依賴的心理。
4. 發功、灌氣並非人人能行，應先評量自己的健康狀態、能量狀態與心理狀態，千萬不要逞強或賣弄，甚至藉此詐騙，凡事皆

有因果。

5. 對腫瘤及重症患者施功，手必須遠離病灶，避免直接對病灶造成未知結果的刺激，以免加重病情，也須避免病氣直接對流。

6. 療癒過後半小時內必須進行練功排毒，否則病氣滯留體內是非常嚴重的事情。練功排毒、抱樹排毒或水排毒皆可。效能方面：練功排毒＞抱樹排毒＞水排毒。

7. 療癒時務必意念專注單純，心存善念，方能散發正氣。詭邪的意念容易造成不善的後果。

8. 「傷」與「病」的成因不同，處理原則也不同，緊急狀況皆以迅速就醫為優先考量，以免延誤治療契機。

9. 郭林氣功以練功、調理自身五臟為主，本課純為解說分享療癒概念，絕非鼓勵大家以此為志，請讀者們務必理解與自律。

　　以上經驗之分享，相信大家對於灌氣、能量療癒有基礎的理解，接下來的章節，就為大家介紹較具體的按摩導引，如何有效地改善日常生活經常發生的這邊痠、那邊痛。

頭部及肩、頸、背之重要穴位及手法

　　各行各業每天為生活打拚，無論是坐辦公室或四處奔波，大老闆或小生意人，每天都會累積一些疲勞，也容易發生頭昏腦脹、肩膀僵硬甚至腰酸背痛的狀況；這雖不是什麼大病，但是日積月累，也可能有氣滯血瘀影響臟器的運作，而驟然大病一場，就像路邊的排水溝平時不疏通，大雨一來就無法排水而引發大淹水。

多年來在眾多學員們的練習經驗，郭林氣功本身雖然無副作用，是一套有利而無害的安全功法，但因為經常性地將氣由下往上導引，部分練功數十年者，也有發生腦血管病變的可能，雖然比例不高，但還是要先提出以利大家預防。但這個問題可以透過頭部按摩來解決，大家不必太過擔心。說到這裡，再次佩服郭林老師的細膩，將郭林氣功的功法規劃得如此完整，也因此能在全世界推廣，並獲得整合醫學界的認可。

按摩這件事，相信絕大多數的人都有這邊推推、那邊捏捏的經驗，市面上也可以買到許多各式各樣的道具（按摩枕、按摩椅、軟的硬的、尖的圓的，還有會發熱的、發出遠紅外線的、震動的各種按摩器材），配合使用得宜，自有它們一定的效果存在，但機器終歸是機器，無論是穴位或力道，都缺乏真人的觸感與反饋行為。

雖說按摩從未成為我的專業，但先父曾是國家級運動員，我從還不滿十歲就經常幫父親按摩，小娃兒雖沒什麼力道可言，但父親厚實的背，也成為我啟發與學習按摩的地方。進入氣功領域後，對經絡穴位有進一步了解，也學習到更多相關的知識與手法，在生活和教功中更能輕易運用幫助朋友及學員們解決一些大小毛病，有感於此，也希望不藏私地將這些經驗分享給讀者們。

頭部按摩

在學習頭部按摩手法之前，我們先簡單了解頭部的穴道。

首先我們把整個頭分為中線與兩側來看，中線是指從頭後頸椎往上前行到嘴唇以上人中穴，屬於督脈。**中線上的穴道自我按法，多以兩個劍指交疊為主，男性左手在下、女性右手在下，用中指指腹按住**

穴道後，以按力順時針轉九圈，逆時針再九圈後，三按三呼吸（就是力道下壓時呼氣，鬆開吸氣做三次），完成上述步驟即為一回，每個穴道可按 1 ～ 3 回。

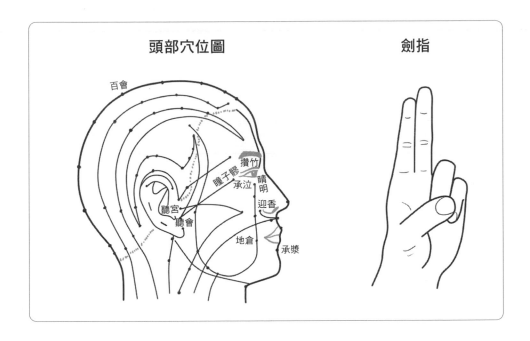

頭部穴位圖　　　　劍指

百會
攢竹
瞳子髎
晴明
承泣
迎香
聽宮
聽會
地倉
承漿

　　而頭兩側的對稱穴道，可用手掌或是劍指分別同時按摩。面部的穴道有很多，列舉部分好用的穴道，經常按摩可使耳聰目明。

1. 眼部按摩：眼睛周圍的穴點（攢竹、承泣、晴明，瞳子髎）較小，適合用小指前端按摩（按摩前別忘了先將手洗乾淨並剪短指甲），每個穴位按摩正九圈、反九圈、三按三呼吸，可舒緩眼睛疲勞，降低眼病發生機率。

2. 鼻部按摩：鼻子容易過敏、感冒鼻塞時，劍指帶氣施以鼻部按

摩，可收立即暢通之效，症狀嚴重時也能達到一定程度的舒緩。手法簡單易學，雙手先聚氣於氣海穴前，按摩時形成劍指上提後，將兩個劍指按於上迎香（鼻樑兩側鼻骨尾端處兩點），開始下滑經過迎香（鼻翼兩側），滑向地倉（嘴角兩側），最後滑向承漿（下唇下中心點處），將手順勢放下即為一次，九次為一回，回數不拘，施功以到感覺舒緩為原則。

3. 耳部按摩：耳部按摩主要取絲竹空、聽宮、與聽會三個穴位，將食指、中指與無名指三指齊頭併攏後，張口時耳前會形成一個凹陷，這三個穴位就在裡面，此時三指施力按住穴位，依照正九圈、反九圈，三按三呼吸的方式，按摩 1 ～ 3 回即可，對於耳鳴、聽力衰退有保健功效。

肩、頸及背部按摩

頭部按摩可以自理，但肩、頸、背部則需要藉助他人之手，所以這個部分學了通常是嘉惠他人，幫助身邊的家人或同事朋友們舒緩痠痛、消除疲勞，甚至遇上中暑、發痧之類的狀況，也能立即予以緩解，在日常生活中非常實用。

肩頸和背部的按摩以趴姿或坐姿進行較佳，如圖我們在肩背上找到像一個「介」字的區塊，這就是我們最常產生所謂「氣結」的地方。按摩的方法及手法非常多，基本手法是使用拇指指腹並且利用身體的力量，依序**由內而外、由上而下**，按壓或揉壓皆可；也有利用手掌根，甚至手肘的關節揉壓，但是初學者對力道與按點掌握不熟悉，恐怕會傷害到被按摩者，所以較不建議。

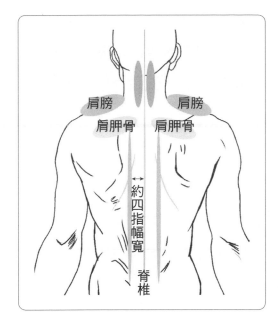

肩膀　　肩膀

肩胛骨　肩胛骨

約四指幅寬

脊椎

力道使用得宜的按摩，過程中或許會產生一些痠痛感，但按完會覺得通體舒暢。然而不良的按摩，不僅按的當下覺得受皮肉之苦，按完也沒有任何舒服可言，甚至會造成肌肉受傷痠痛。

按摩其實是一個相當專業的項目，光是按摩的教學就五花八門，足以寫成一本書了，我在這裡僅分享多年來按摩與被按摩當中所得到的些許經驗，如何最簡單而有效地達到氣功按摩效果，下列有幾點供大家參考練習：

1. 按壓的時候，盡量避免用指尖去戳按，因為施力點太小、太硬，皮肉會疼痛甚至受傷。

2. 穴點通常在肌肉及筋膜深度，所以按摩時力量目標要深入，用上半身的氣力加諸指腹，一來手指比較不會痠，二來能讓力道達到較深層。

3. 按摩時緩緩加壓，絕對不要使用驟然而來的蠻力、暴力，以免造成肌肉或經絡受傷。

4. 按摩務必在情緒及身體放鬆下進行，緊張的身心無法進行有效的按摩。

5. 本身帶病氣時，盡可能避免幫人按摩或被人按摩，女性妊娠與

生理期時，通常也不適合做經絡按摩。

6. 替人按摩後，特別是對重症患者，結束後半個鐘頭內務必進行
排毒。

課後作業

1. 每日練功請持續進行

2. 自行練習眼部按摩與頭部按摩

第十九課

手棍功
腳棍功

手揉腳蹬、活血化淤

手棍功的功效可舒筋活血，特別是有心臟疾病的患者必練的功
法；腳棍功可增強腎功能，如癌症常見的內臟積水併發症，或
下焦的癌症，就需要練腳棍功

手棍功、腳棍功概論

手棍功與腳棍功是郭林老師家傳的功法，屬於「保養功」。簡言之，手棍功與腳棍功就是運用木棍分別於手部、腳部穴位滾動，來達到按摩導引的功效，並以滾動的方向帶動補瀉的原理。

總括來說，手棍功的功效可舒筋活血，特別是有心臟疾病的患者必練的功法；腳棍功可增強腎功能，如癌症常見的內臟積水併發症，或下焦的癌症，就需要練腳棍功。

手棍、腳棍學起來不難，但練功時特別需要勤加練習。因為是需要用手掌的巧勁來轉動手棍，一開始比較不容易掌握訣竅。

工欲善其事，必先利其器，接下來就先從棍子的挑選開始說起。

手腳棍的選擇

手棍、腳棍的選擇以花椒木為上等，因為花椒木本身木性活血，與功法搭配可以達到相輔相成的效果；即使不練功時，拿來拍打身體的經絡作為按摩之用，也非常舒服。

但台灣花椒樹非常稀少，很難買到適合的花椒木，因此也可使用質地較為堅硬的木材來替代。但要特別注意，不要使用泡過防蟲蛀藥水的進口木材，化學藥水有毒性，長時間在手中把玩

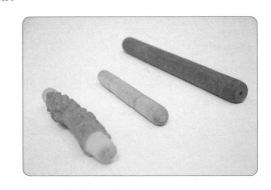

對我們的身體沒有好處。

　　手棍的規格大約 35 ～ 40 公分長，直徑約 3.5 ～ 4 公分，雙頭呈光滑半球體即可；腳棍約 45 公分長，直徑約 5 公分以上即可，因為腳棍要在地上滾動，所以必須要直又圓。如果一時找不到適合的手棍、腳棍，最簡單的就是先用市售的桿麵棍，但再次提醒務必注意剛剛提到的，不可泡過藥水。

手棍功

　　手棍功又叫做「鬆揉小棍功」，基本上從養生保健到各種疾病都適合練，它可以舒筋活血，疏通經絡，清除氣滯血淤，因為它帶氣的方式非常緩和，可以防止和糾正各種練功的偏差，所以又為「糾偏功法」。

　　揉棍的補瀉要領：雙手內勞宮在中丹田前揉棍兩端，手棍外轉（順經）為補法，適應慢性病患者，而腫瘤、癌症病人練瀉法，手棍向裡轉。

　　手棍功也有自己的預備功，單獨習練可自成一套功法，如果與其他功法排在一起練習，也必須做手棍的預備功；若單練手棍功，就可不做郭林基礎的預備功，直接做手棍的預備功即可。

手棍功功法順序

　　先做完預備功後，做預備動作：原地揉棍十分鐘之後　1. 前後揉棍　2. 下蹲揉棍　3. 左右揉棍　4. 啞門揉棍　5. 划環　最後收功。

　　※ 特別注意：子宮下垂，胃下垂，脫肛、子宮癌、卵巢、腎癌患者練此功可小蹲或不蹲，腦瘤或高血壓患者舉棍只

到印堂。

· 預備功：

與基本預備功大同小異，只是須將手棍握在手上，男性拿在右手，女性以及肝膽眼病灶者拿在左手，同樣以鬆靜站立、中丹田三個氣呼吸、中丹田三開合的順序完成預備功。特別注意三開合的做法，一手持棍，另一手一律以掌心向下、指尖朝前的調整法手勢，就不再帶補瀉。

· 預備動作：

出腳成斜丁字步（跟升降開合的出腳方式類似）。男性先出左腳，女性以及肝膽眼病灶者先出右腳，站定後原地揉棍十分鐘。揉棍的方式，癌症患者向內揉棍、慢性病及養生者向外揉棍。揉棍時不要用手指去轉動木棍，應該用手掌的力量去控制轉動方向，並儘量保持手棍轉動時的平穩，若手棍不停地上下搖晃就是錯誤的。

· 前後揉棍法：

重心慢慢往前，默唸一、二、三，即揉棍三至五秒；重心慢慢往後，同樣默唸一、二、三，即完成一次前後揉棍，此時做一個開合，換腳上步。左右腳各四次，換腳時做一個開合，每節做完，做三開合。

- **下蹲揉棍法：**

  再次出腳成斜丁字步，重心慢慢往前，後腳跟起來，慢慢蹲下去，默唸一、二、三。鬆腰帶胯站起來，重心仍在前（下蹲及起身大多是用到前腳的力量），站起後慢慢重心往後，前腳尖點地，默唸一、二、三，左右腳各做四次，換腳時做一開合，每節做完，做三開合。

- **左右揉棍法：**

  再次出腳成斜丁字步，重心慢慢往前，後腳跟起來後，向右轉成 90 度，右腳放平，左腳跟起來，亦向右轉 90 度，腳尖點地，默唸一、二、三、還原回來；左腳跟慢慢轉回原位放平，右腳跟起來，重心在前，腳尖轉回原位，再慢慢往後放平，前腳尖點地默唸一、二、三。

- **啞門揉棍法：**

  再次出腳成斜丁字步後，成前弓步，棍子慢慢往上，重心慢慢往後，經過胸前「膻中」，經過額頭「印堂」，經過頭頂「百會」，下到後腦杓「啞門」此時重心在後，前腳尖點地，默唸一、二、三；還原回來，經過「百會」時，重心開始慢慢往前，下到「印堂」，再到「膻中」，後腳跟起來，再下到「中丹田」後腳放平成前弓步，默唸一、二、三。高指標和腦病應減少腦部氣血過度流注，上舉只到「印堂」）。

- **側身划環，棍點勞宮法：**

用單手划環，右手握棍中間。出左腳，調整後腳成斜丁字步。

划環要做到：

* **路線正確**：中丹田—膻中—印堂—百會—啞門，後側划下至
中丹田。

* **重心移動好**：棍升重心往前，棍降重心往後。

* **兩手對稱**：棍手升，空手降，棍手降，空手升，兩大臂盡可
能呈一直線，有點兒類似仰泳的划水動作。

* 棍手在「中丹田」開始，空手在胯旁，棍手從中間上，重心
往前。

* 棍手到「百會」，空手到「中丹田」重心在前。

* 棍手從旁邊下，重心慢慢往後，空手往上到「百會」。

* 棍手從旁邊下到「中丹田」重心在後。划完四次後，空手由
「百會」從旁邊划下來，上後腳，做一開一合。換腳，兩腳
做完後，空手放在中丹田前不動，指尖向前，用棍端輕點空
手的「內勞宮穴」。一點，停一停，鬆開；二點，停一停，
鬆開；三點，停一停，鬆開；四點，停一停，鬆開。再把棍
子換到另一手，同樣點四次後，持棍做收功即可。

腳棍功

練腳棍功最好的時間是在傍晚 5：00 ～ 7：00 之間，因為此時走
腎經時辰，而腳棍功的功效正是增加腎功能，因此有胸水、腹水、肺
結核、肝炎、腎炎、心臟病、兩腿兩腳浮腫、貧血等慢性病，都適合

練腳棍功。另外我個人經驗，睡前在床邊滾腳棍可以幫助睡眠，但須注意以滾壓湧泉穴為主，且不超過前半腳掌為原則，否則反而可能變成提神了。

要練腳棍功時，光腳或穿棉襪練習皆可，若居住一般公寓或大樓的人擔心擾鄰，可以在棍下墊一塊布或地毯，就可以減少聲音。

- 預備功：鬆靜端坐後默數 60 秒，然後用咽津法吞三次口水，接著做三個氣呼吸與三開合。
- 兩手根據病灶位置擺放，若為上焦病，手放在大腿根部接近骨盆處；若為中焦病，手放在大腿中端；若為下焦病者，手放在膝關節處，指尖略向內。
- 滾棍時，把腳棍滾動在湧泉穴位置，一前一後為一次，以中速滾棍 120 次停下來（兩腳踏在腳棍上）。
- **兩手輕輕按摩腎俞穴，由上往下為一次，切記不可由下往上，**做 24 次後做三按三呼吸。
- 接著再滾動腳棍 120 次後，腳離開腳棍，做收功。
- 收功：鬆靜端坐，做三開合、三呼吸，收功後端坐或躺下休息15 分鐘左右即可。
- 腳棍滾棍的次數可根據病情，一周後加 60 次～ 300 次，最多就以 300 次為上限。
- 腳棍分三階段滾：第一階段滾動部位在湧泉穴的前後，第二階段滾到腳心，第三段階滾到後跟。
- ※ 特別注意：高血壓、腦瘤、紅血球增多症，婦女月經期不宜練此功。

課後作業

1. 每日練功請持續進行

2. 斟酌時間練習

專欄

花精療癒

在前面的課程中曾提到情緒與健康的關聯，其實醫學早已開始探討情緒與疾病之間的關係，在這跟大家分享一種情緒療癒方式「巴哈花精」。花精療法是英國巴哈醫生於 1936 年研究出的情緒療癒方式，他發現植物能量震盪的頻率，剛好可以對應人的情緒頻率。他將情緒分為七大類：恐懼與擔憂、茫然與不確定感、逃避及對現況不感興趣、孤獨、易受他人或外來環境影響、消沉與絕望感、過度擔心他人福祉，可透過諮詢師的引導，如剝洋蔥般從表層的身體狀況，慢慢剖析到解開情緒的問題。

花精療法的關鍵在於，個案需要意識到自己需要開始改變，而非是周遭的人需要調整，並且配合諮詢師建議的配方，覺察自己的情緒狀況與改變，才能由內而外與自己的身心和解。

第二十課

總結訓練

郭林講究辨症施功,持之以恆必能成功

根據我多年的教學經驗,只要願意勤練、放鬆練,以郭林新氣
功作為正規醫療方式之外的輔助療法,確實能幫助改善多種治
療的副作用,且多一個翻轉生命的機會。

排功與辨症施功

郭林新氣功，不簡單！郭林老師在研發功法時融合了氣功、中醫、西醫的理論，而且功法精細度與完整性高，功效不簡單。相對地，因為功法多而且需要較長的練功時間，學起來、練起來也不簡單。雖然無法像坊間許多氣功派別好學易練，但根據我多年的教學經驗，只要願意勤練、放鬆練，以郭林新氣功作為正規醫療方式之外的輔助療法，確實能幫助改善多種治療的副作用，且多一個翻轉生命的機會。

郭林氣功的主要功法，到這邊已經算是全部學過了一遍了。常有學員或家屬跟我洽詢時會問：「這套功法多久可以學好？」其實**學過並不等於學會，學會不等於練會，練會了也不等於體會**，大家往後的氣功之路其實還很長，看不到盡頭也深不見底，我希望大家學氣功，可以把它當成人生不可或缺的習慣。

郭林氣功本身很特別的一點叫做「**辨症施功**」，以及「**同病異治**」與「**異病同治**」，是按照每個人不同的狀況安排功法，這一課要教大家的就是練功時，要如何安排功法。

這裡需要先說明的是：郭林氣功本身的每一個功法，都有補有瀉，而腫瘤、癌症屬於實症，一般三高慢性病多屬虛症，但也不能只會「實則瀉、虛則補」這兩種。如果腫瘤患者拚命瀉，在自身體弱的狀況下，也會瀉出大問題的。

郭林老師說過一句極為簡明重要的話：「該補就要補、該瀉就要瀉」，每一種病症發生在不同的體質、性別、年齡甚至職業的人身上，很可能有不同的發展，所以不能一概而論。若要按照經驗一一列舉，又是一項不可能的任務，所以在這裡先將大原則勾勒出來，至於細節

的部份，就要依照每個人練功時的自我感受，在好好評估調整了。

練功方位的選擇與調整

練功方位根據不同病灶的臟腑表裡關係，按病灶選方位，但需要注意以下幾點：

1. 腫瘤通常以「原發處」為首選，但**只要是肝、膽、眼有病灶者，一律朝東**。因為肝是我們五臟之中唯一能夠再生的臟器，其代謝效率絕對是極高的，因此肝腫瘤也被封為「萬病之王」，必須率先對付；而肝、膽為表裡關係，開竅於眼，所以這些關聯都必須考慮進去。

2. 若有多處病灶，甚至不知原發在哪要怎麼辦？此時以較嚴重者先治，畢竟郭林氣功練起來的效果是相當全面性的，如果能掌握好功法及補瀉的正確性，許多問題往往都能一併解決。

3. 若練功一段時間後發現病灶有變化，也須跟著調整練功方位與意念導引。但已選定練功方位，則要盡可能在兩個月內不要任意更換，切莫今天覺得應該針對肝、下星期又覺得應該要練腎而換來換去。

補瀉的調整

行功類的功法，雙掌相對為補，掌心朝下為瀉，練功者也不可一成不變地瀉到底或補到底，應該按照個人練功前後的感受做適度調整。瀉得太過，氣會虛，練功會喘、會累，甚至腿痠、腿軟整個人沒勁，有這些情況都該調整行功、吐音功等功法的補瀉，至少定期兩個月左右要自我評估，加以調整功法。

練功須注意左右對稱

郭林新氣功的所有功法幾乎都要求左右對稱，所以平常練功要養成將功法練完整的習慣，例如行功男左女右起腳後，下一輪也要男右女左平衡著練，吐音也是同樣的道理，為的是能量的均勻平衡。

若偶然在練功時，遇到突發狀況，如臨時有急事或突然下大雨而中斷，也應儘量在一天之內將剩餘的功法補完。雖說偶爾沒有將功法練完整，也不致於造成立即性的損害，但曾經有學員為了求證，嘗試練了一個小時的左腳吸吸右腳呼，結果感覺整天走路都有點重心偏一邊，還有點跛腳的感覺呢！

功法編排原則

郭林新氣功以救命為主要任務，癌症患者整套功練下來大約要花三個小時。一般人因為工作或家庭等因素，不容易有這麼完整的時間，不妨分開於上午、下午甚至晚上各練一部分，但是同一個功法盡量不要分開拆練，不但效果不好還有可能傷到氣。而且每一次練功前後都不可忽略預備功與收功。**但對慢性病及養生保健的練功者，則不那麼嚴格要求，練功需求不是那麼迫切，時間也相對較可彈性調整。**

另外，個人的感受是，清晨練功最好、午時不可練功、晚上九點後也不要練功。功法的編排最好由緩入急，再漸漸趨緩後收功；而升降開合及吐音功等需要內氣調動的功法，練完行功後練習感覺會特別好。大家排功時可以參考這些大方向大原則。然而並沒有硬性規定編排的方法，所以練功還是以自在、適合自己為最好的安排原則。

不管您是在哪一種狀況下練功，都期盼大家能把練功與修心融合在日常生活當中，時時控制自己的情緒與心情，使身、心、靈更為平和，

活出健康愉悅的人生。

不挑功的重要

郭林氣功按照功理可歸納為五大主功，其實包含的並不只五個功法，前面各課我們已經做詳細的介紹與說明，在總結訓練中，我們再做一次簡要的回顧。

1. 自然行功：可說是郭林氣功的代表作，功能可以加強能場、排濁以及令能量運行，有補有瀉也有行。

2. 中快功：想消炎、消瘤必練此功。這是由行功衍生出來的功法，以類似弓箭步的方式進行，雖然步伐頻率不快，但因為單腳完成一次風呼吸法，氣勢走向中快而得名，屬於偏瀉的功法。

3. 一、二、三步點：也是由行功所衍生出來的功法，一步點祛邪扶正，屬性偏瀉；二步點攻守相當，屬於調整；三步點扶正祛邪，所以偏補，此三個功法為一個套組，以調整身體能量補瀉為主要目的。

4. 特快功：又稱為「搶救功」，是希望在短期內強化體能以及作為病患狀況較嚴重時的搶救手段，以快速的腳步，一吸一呼來加強自然行功的速度，但是一般體虛的人較難做到，必須是對自然行功有一定的了解與熟悉度的學員才能練好此功。

5. 升降開合及吐音功：其實這是兩個迥異的功法，升降開合用於上、中、下三個能量中心（印堂穴主神、氣海穴主氣、會陰穴主精）利用身體重心按壓腳底六道，並配合全身動作將氣血上下帶送運作，達到能場平衡的目的。而吐音功也是郭林氣功中頗為重要的一個功法，

利用喉頭發音，丹田發氣產生五臟諧振，達到調整五臟運作頻率能量的目的，但此功初期最好在有指導下安排與練習，以免發生危險及傷害。

郭林氣功之所以是一整套功法而不是一個功法，就是因為各功法各有不同的目的與功能，而且每個功法之間環環相扣，各有其功效，我常形容**就像一帖良藥，所謂「君、臣、佐、使」缺一不可，各司其職才能達到完美的配合效果**。切莫太過依照個人喜好而挑功練，偏重於一項功法而忽略了其他；練功不挑功，使其均衡發展，才能達到郭林氣功最完美、完整的效能。

我們的身體是何等複雜精細，每個系統、器官甚至小到每個細胞都相互協調運作著。任何一個環節出了問題，都會影響牽連到其他的部分，倘若頭痛醫頭、腳痛醫腳，那只能治標。所以要調整其中一個問題，也就必須考慮到其他部分的牽連，不但要消除病灶，整個身體的本質也需要跟著調整好，才是治本之道。

在 20 堂課結束的最後，恭喜大家手上已握有一帖良藥，希望大家都已經逐步強身健體、恢復健康，也祝福大家在練氣功的習慣與過程中，找回身心靈的平安喜樂。

時間	功法安排	備註
清晨～上午	1. 預備功 2. 自然行功 40 分鐘 3. 特快功 20 分鐘 4. 收功 **共計約 1.5 小時**	自然行功應練足40～45分 特快功適合搶救期學員依 體能每日練習 收功須在 11：00 前完成
11:00 ～ 13:00	午時忌練功。 收功後一小時才可用餐。 用餐後需休息一小時才 可再練功。	
下午～傍晚	1. 預備功 2. 一二三步點 45 分鐘 3. 中快功 15 分鐘 4. 升降開合功法 5. 吐音功 **共計約 1.5 小時**	一二三步點建議整套練習 最佳，不得已也可拆分上 午先練一部分，但須儘可 能力求平均。 中快功腫瘤患者需每日練 習。而養生保健者偶爾練 之即可。
17:00 ～ 20:00	收功後一小時才可用餐。 用餐後需休息一小時才 可再練功。	
晚間	1. 手、腳棍功 2. 各式按摩功法	一般來說不建議夜間練 功，尤其子夜過後，但 若必須安排到晚間，手腳 棍、升降開合、按摩功法， 是可利用晚間在室內練習 的功法。

＊功法編排參考，讀者可依照自身作息情況編排最適合自己的版本，若實在不知
如何排功，歡迎至氣功獅 line@ 詢問。

　　首先感謝各位讀者、先進耐心看完這二十課，雖然未必能立即全部學會，但也期盼養生保健的讀者們，對於郭林氣功甚至是氣功有了深一層的認識與理解；而抗癌抗病的讀者們，除了接受正規的診治之外，也能多學會一項自我療癒的良方。

　　郭林氣功是郭林老師精心編成的一套博大精深的優質功法，上完20堂課不是一個結束，而是真正練功的開始。我從正式學習這套功法（前面十年在一旁觀察父親練功偷學的不算），至今已二十多年，教功是我的職業，氣功也是生活的一部分，雖然偶爾會有忙起來，也有無法抽出完整時間練功的時候，然而當我們習慣把練功融入生活中，走路時也能掌握重心確實按壓湧泉，甚至配合風呼吸法；搭車時也能閉目龜眠並放鬆調息，其實也都能為自己充電。幾十年來，我除了難得幾次不敵流感病毒、小感冒外，身心健康狀況保持得還算滿意，這都歸功於累積了多年的功底吧！

　　距離上一本書的出版已經十餘年了，十年的變化在功法本身並無不同，變化的是自我、是心境，也是體悟。當時陪伴我寫作、與我一同練功，也一同入鏡拍照的女友，十年後的今天也成為我的賢內助，並添了兩位可愛乖巧的女兒。時空背景的不同，讓人們生活環境產生變化，除了空污與食安常常對我們造成傷害，生活壓力也總是不減反增的襲擊著我們。對於抗癌、養生的需求我們應當更迫切，且對於學習的快速及效率要求更高。所以我既以氣功為職志，自然也須與時俱進，提供大眾更有效率、方便學習又易懂的學習方式，雖然速成是不

可能的，但能省去很多錯誤與碰壁的摸索時期，讓大眾從中獲得健康的身心，一直是我竭力希望達成的心願。

健康的鑰匙掌握在自己手上

坊間氣功門派眾多，教氣功的老師也很多，身為氣功獅的我也遇到過各種不同類型的學員。登門學習氣功的學員，多半是身體開始出現一些問題，如癌症、糖尿病、紅斑性狼瘡；在亞健康狀況下希望透過學習氣功來強化自己的人，也佔有一定的比例，其中有一些比較特別的心態，遇上了其實也挺有趣的～

有**博學型**：學過的氣功真的不少，太極拳、外丹功、XX門外加XX舞，說起來多到我都想拜他為師了！但深談之後，發現各派氣功他都只學了一點點，也沒有花功夫下去練習，就覺得自己沒有什麼感覺，於是就不想繼續學了。其實各門各派，都各有其優點與專攻，但是「學而不練」本來就是練功不長功的一大原因。如果有一個門派的氣功說是不用練就會進步，那肯定是胡說八道，要不就是怪力亂神。

有**考官型**：會先要老師展現一下功力，例如發功看看他有沒有感覺，這一類的人要不就是不相信氣功，要不就是迷信氣功。一般硬氣功的表演當然很多是真的有練過，有些則是運用物理原理化解分散傷害力。也有些偽氣功是運用魔術道具來呈現神奇的效果。這些表演看多了以後，氣功就被歸類並侷限為這些把戲，遇到有人叫我表演這些，其實還蠻讓人哭笑不得的。

還有**學而不練型**：課堂上看似非常認真學習，也很認真地跟著練，但是下課後，就回到彷彿從沒這回事一般，也不花時間與力氣去練功，

一堂課一堂課地學了，然後再一點一滴地還給老師，一套課上完了，第一堂課的預備功也快忘光了。這種問題普遍出現在各種社團課程及團體課程，通常也是身體本身沒有什麼問題的學員，學習一些基礎理論有好無壞，只是沒有練習很替他們覺得可惜罷了。

其實各門正派氣功，只要肯花時間與精神完整地練習，都有利而無害，所以郭林老師不斷強調，練功前要樹立三心，即：信心、決心、恆心，對氣功有信心，對自己有信心，下定決心並持之以恆不斷地練習、體悟，郭林氣功必能滿意地做到有病治病、無病強身，健康生活絕對不是一件難事。

放下＝改變的開始

您是否也曾經因為努力工作，為了更好的將來而忽略了身體的一些小毛病，或是因工作帶來的小傷害？當這些小病痛不斷地被忽略而累積，變成一些不良的慣性，有的繼續默默累積，有些則已成大病，卻擔心如果改變了已經穩定的生活的方式與型態，會失去安全感……

在氣功生涯中，我自己與學員們都曾遇到這樣的問題。為了專心練功，那年夏天我們決定全部移師到拉拉山，做兩個星期的外地集訓，我跟隨先父領著十幾位有志一同的學員，住進拉拉山旅遊淡季時的民宿。當時雖然沒有硬性規定，但大家盡可能不使用手機，在減少雜務干擾的狀況下，每天從早到晚就是練功、交換心得互相鼓勵，兩周之後大家明顯感覺身體狀況變好了，有人便提議不想下山了，再延一期！結果那次一延再延，待到了冬天，山上太冷且年關將近，大家才依依不捨地離開了山居生活；而那一陣子來來去去的幾梯學員們，醫院的

檢查報告也一一傳出好消息，大家都認為是能夠放下罣礙，專心練功的成果。

　　長久以來，雖然醫學不斷進步，但癌症始終在國人十大死因名列前茅。很多人生病後開始四處尋找抗癌、康復的方法，好讓自己回到過去的生活方式，回到原來的工作崗位，殊不知其實過去的種種，恰好是累積出自己今天這些狀況的點點滴滴，身體發出警訊正是要告訴我們：「不良慣性已經累積到臨界點，請立即修正！」身體要從病況中恢復，絕對不能光靠一種方法，除了必要的常規治療外，也需要靠自己身心靈的調養，改變體內外的整體環境，才有機會找回健康，走偏了可能會造成更嚴重的後果。

　　無奈在調整的過程當，會發現許多長久以來的積習，也成為改變的一個羈絆，也許你無法割捨累積數十年的事業成就，但如果你倒下了，這些還有意義嗎？再多的金錢，再大的權力，都無法換來健康的身體，一旦臥病不起，這些都不再重要了。

　　有一個故事：有個人愁眉苦臉問一位大師，我該怎麼才能懂得「放下」呢？大師笑著遞給他一個茶杯，「喝杯茶吧！請施主拿著這茶杯」，於是大師開始在杯中緩緩注入熱燙燙的茶水，一直到滿了出來，燙到了他的手，他才哎呀一聲把杯子放到桌上。「施主為何要等到手被燙到了才願意放下杯子呢？」他才恍然大悟，人往往都有許多放不下的情結，不到最後關頭絕不輕言放棄，結果到了最後關頭卻還是什麼也放不掉，健康就像空氣，看不見摸不著，但卻是我們生命中最重要的，難道要等我們缺少了，才知道它的可貴嗎？

　　我曾經有一位學員，一位事必躬親的老闆，但在生病後，試著把工作放手交給員工，用三個月的時間離群索居，練功調養身體，這時

他才發現，原來公司三個月沒有他並不會出問題，但是如果這三個月他沒有放手，他的身體可能會有大問題；也因為做了選擇與改變，現在他仍健健康康的掌管他的事業。

反觀另一個案例，同樣是我的學生，同樣是位老闆，即使在住院期間還是在操勞公事，甚至在病床上開會，上課學功法後，也很難好好靜下心來練功。後來他不敵病魔而離開人世，公司陷入群龍無首，最後也只能解散了。

其實人再怎麼長壽，也不過數十年甚至百年壽命，再怎麼延年益壽也不如每一天活得健康快樂，與其折磨自己的身體最終痛苦地臥病不起，不如現在開始好好善待自己，給自己健康快樂的人生，相信自己能改變，並藉由氣功來讓自己更健康、活得更好。就讓今天成為一個起點，您將受惠一生！

NOTE

NOTE

NOTE

NOTE

NOTE

NOTE

NOTE

國家圖書館出版品預行編目資料

郭林新氣功：抗癌與養生 20 堂課，融合中西醫與
氣功的功法 / 袁興倫著 . -- 初版 . -- 臺中市：晨星，
2020.01

　　面；　公分 . --（健康與運動；33）

ISBN 978-986-443-443-968-3（平裝）

1. 氣功　2. 癌症　3. 養生

413.94　　　　　　　　　　　　　　　　108022650

健康與運動 33

郭林新氣功

抗癌與養生 20 堂課，融合中西醫與氣功的功法

作者	袁興倫
主編	莊雅琦
網路宣傳	柯冠志
校對	袁興倫、秀如、莊雅琦
美術設計	張蘊方
封面設計	王大可

歡迎掃描 QR CODE
填寫線上回函

創辦人	陳銘民
發行所	晨星出版有限公司
	407 台中市工業區 30 路 1 號
	TEL：（04）2359-5820　FAX：（04）2355-0581
	E-mail: service@morningstar.com.tw
	http://www.morningstar.com.tw
	行政院新聞局局版台業字第 2500 號
法律顧問	陳思成律師
初版	西元 2020 年 01 月 15 日

總經銷	知己圖書股份有限公司
	台北　台北市 106 辛亥路一段 30 號 9 樓
	TEL：（02）23672044／23672047　FAX：（02）23635741
	台中　台中市 407 工業 30 路 1 號
	TEL：（04）23595819　FAX：（04）23595493
	E-mail：service@morningstar.com.tw
	網路書店 http://www.morningstar.com.tw
郵政劃撥	15060393（知己圖書股份有限公司）
讀者專線	（04）23595819 # 230

定價 350 元

ISBN 978-986-443-968-3

Published by Morning Star Publishing Inc.
Printed in Taiwan